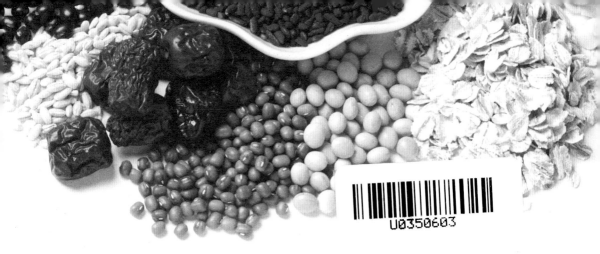

U0350603

糖尿病
中医食养方

主 编 柴瑞震

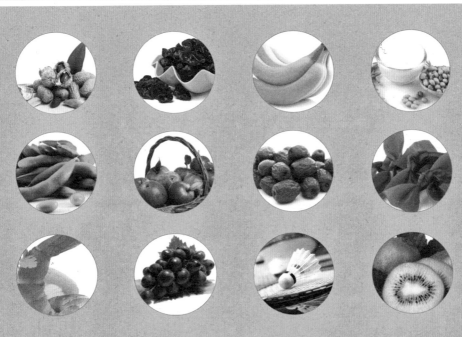

江西科学技术出版社

图书在版编目（CIP）数据

糖尿病中医食养方 / 柴瑞震主编. -- 南昌：江西
科学技术出版社，2014.1（2020.8重印）
ISBN 978-7-5390-4892-5

Ⅰ.①糖… Ⅱ.①柴… Ⅲ.①糖尿病—食物疗法
Ⅳ.①R247.1

中国版本图书馆CIP数据核字(2013)第283178号
国际互联网（Internet）地址：
http：//www.jxkjcbs.com
选题序号：ZK2013156
图书代码：D13043-102

糖尿病中医食养方

柴瑞震主编

TANGNIAOBING ZHONGYI SHIYANGFANG

出　　版　江西科学技术出版社
社　　址　南昌市蓼洲街2号附1号
　　　　　邮编：330009　　电话：（0791）86623491　86639342（传真）
印　　刷　永清县晔盛亚胶印有限公司
项目统筹　陈小华
责任印务　夏至寰
设　　计　松雪图文 SONGXUE TUWEN　王进
经　　销　各地新华书店
开　　本　787mm×1092mm　1/16
字　　数　260千字
印　　张　16
版　　次　2014年1月第1版　　2020年8月第2次印刷
书　　号　ISBN 978-7-5390-4892-5
定　　价　49.00元

赣版权登字号-03-2013-187

Part 1 了解后，糖尿病其实没有想象中那么可怕

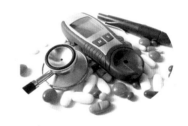

Part 2 患了糖尿病，这些食物您就不能吃了

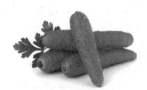
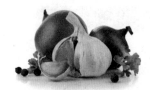
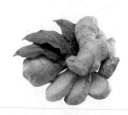

Part 3 患了糖尿病，得注意多补充以下营养素

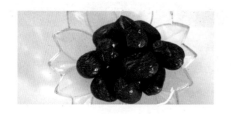

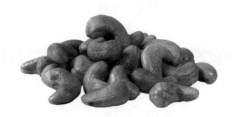

Part 4 患了糖尿病，还是有很多食物可以吃

Part 5 糖尿病本身并不可怕，可怕的是各种并发症

Part 6 对糖尿病有明显改善效果的简易中医调养法

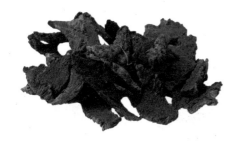
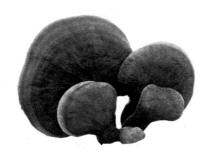

Part 7 糖尿病的运动调养法

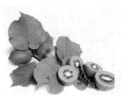
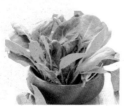
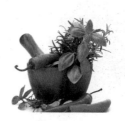
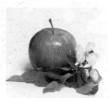

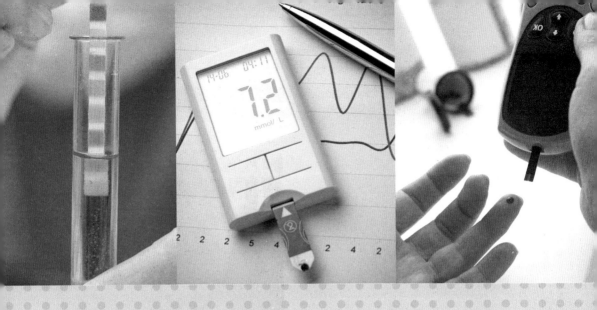

Part 1
了解后，糖尿病其实没有想象中那么可怕

人们常说糖尿病是一种"吃出来"的富贵病，的确，随着生活质量和生活水平不断地提高，发病人群开始逐渐增加，甚至已经从老年人扩大到年轻人。而患上糖尿病却使人倍感恐慌，甚至很多患者一旦得知自己患有糖尿病就感到万分沮丧，陷入一种绝望的困境中无法自拔。但其实，认真了解后你会发现，糖尿病其实没有想象中那么可怕。本章将会带领读者了解关于糖尿病的基础知识，让您正确认识糖尿病，从此摆脱对糖尿病过度恐慌而产生的心理阴影。

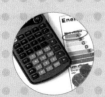
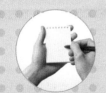
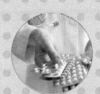
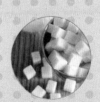

🍲 您必须了解的糖尿病知识

★什么是糖尿病

　　糖尿病是胰岛功能减退，胰岛素抵抗引发的糖、蛋白质、脂肪、水和电解质等代谢紊乱综合征。临床上以高血糖为主要特点，空腹时，血糖大于7.0毫摩尔/升；饭后2小时，血糖大于110毫摩尔/升即可诊断为糖尿病。中医称糖尿病为"消渴症"，典型的症状为"三多一少"，即：多饮、多尿、多食，体重逐渐减轻。

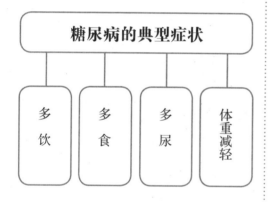

糖尿病的典型症状

- 多饮
- 多食
- 多尿
- 体重减轻

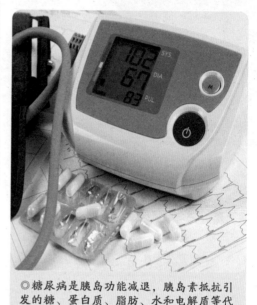

◎糖尿病是胰岛功能减退，胰岛素抵抗引发的糖、蛋白质、脂肪、水和电解质等代谢紊乱综合征。

★糖尿病的确诊标准

　　满足以下任意一个条件者均可诊断为糖尿病：

　　①有多饮、多尿、多食以及体重减轻症状，而且任意时间的血糖值≥111毫摩尔/升。

　　②空腹血糖≥7.0毫摩尔/升，伴或不伴"三多一少"症状。

　　③口服葡萄糖耐量试验（OGTT），餐后2小时血糖值≥111毫摩尔/升，伴或不伴"三多一少"症状。

★哪些人易患糖尿病

　　容易患糖尿病的人群总共包括以下九种：

　　①糖尿病患者的血缘亲属，尤其是父母是糖尿病患者的人。

　　②过度肥胖，尤其是腹部肥胖者。

　　③分娩过4千克以上婴儿的妇女。

　　④年龄在40岁以上者。

　　⑤缺少体育活动者。

　　⑥吸烟、嗜酒者。

　　⑦患有高血压、冠心病或血脂、血尿酸不正常者。

　　⑧有胰腺疾患或胆结石症者。

　　⑨血糖不正常或糖耐量减低者。

★ 如何看懂糖尿病化验单

糖尿病患者要经常做一些关于血糖变化的检查，以了解自己病情控制和变化的情况，因此总免不了要和糖尿病化验单打交道。

以下表格内容将教会大家如何看懂糖尿病化验单的相关内容：

名称	参考内容
尿糖（GLU）	①正常情况下，尿糖检查也是呈阴性的。②当血糖高到一定程度，即大于等于8.9毫摩尔／升至10.00毫摩尔／升时，肾小管无法将尿液中的葡萄糖全部吸收，尿糖就会增高呈阳性，在化验单上用"+"表示。③一般情况下，尿糖可以反映血糖情况，但也有个别情况，如妊娠期妇女肾糖阈会出现降低的情况，虽血糖不高，但尿糖可呈阳性。
血糖（BS）	血糖指的是血浆中的葡萄糖。①空腹血糖即FBG，FBG＜6.1毫摩尔／升为正常值；当FBG大于等于7.0毫摩尔／升时，则表示为糖尿病。②餐后两小时血糖即PBG，PBG小于7.8毫摩尔／升为正常值；当PBG大于等于11.1毫摩尔／升时，则表示为糖尿病。
葡萄糖耐量实验（OGTT）	用于妊娠或流行病学研究中当血糖水平可疑时的诊断。①服糖后两小时血糖大于等于11.1毫摩尔／升，即可诊断为糖尿病。②如服糖后血糖明显升高（7.8毫摩尔／升至11.1毫摩尔／升之间）但未达到上述临床诊断标准者即为糖耐量减损（IGT）。
糖化血红蛋白和糖化血清蛋白	糖化血红蛋白和糖化血清蛋白不能用来作为糖尿病的诊断依据，但是分别可以反映采血前2～3个月的平均血糖水平和2～3周的平均血糖水平，对于血糖经常波动较大的糖尿病患者有很大的参考意义。
胰岛功能测定实验	可以帮助糖尿病患者了解胰岛β细胞的功能状态，以便辅助确定糖尿病的类型以及对病症的治疗方案。
糖尿病相关抗体	糖尿病相关抗体包括谷氨酸脱羧酶抗体（GAD A）、胰岛细胞抗体（ICA）和胰岛素自身抗体（IAA）等。非糖尿病和Ⅱ型糖尿病患者这三种抗体均呈阴性。Ⅰ型糖尿病多呈阳性。
血酮体和尿酮体	血酮体和尿酮体是针对重症糖尿病患者的检测和筛查的试验。重症糖尿病患者由于糖代谢紊乱，细胞不能充分利用葡萄糖来补充能量，会让脂肪分解产生许多酮体，从而引起糖尿病酮症酸中毒。
尿微量白蛋白	尿微量白蛋白是用于测定早期肾损害的敏感指标，如果尿微量白蛋白超过30毫克／24小时，或20微克／分钟，则提示有早期肾损害征象，糖尿病患者要及时防范和治疗。
血脂	对糖尿病患者来说，血脂的正常水平应维持在：总胆固醇小于4.5毫摩尔／升，三酰甘油小于1.5毫摩尔／升，高密度脂蛋白胆固醇大于1.1毫摩尔／升，低密度脂蛋白胆固醇小于2.5毫摩尔／升。

★如何判断糖尿病病情

任何一种疾病的病情都会有轻重之分，糖尿病也不例外：有的病情比较严重，可能已经对身体其他器官产生不良影响或不同程度的损害；有的糖尿病是刚发现不久，或症状较轻，通过各方面的治疗得到了控制。总体上而言，糖尿病患者病情的轻重也是相对而言的。

判断糖尿病的病情，血糖的高低是一项非常重要的指标，也是诊断的依据。但是血糖高低并不是判断糖尿病病情的唯一准则。除了血糖的高低之外，还存在许多影响糖尿病病情的因素，比如糖尿病患者是否患有其他并发症以及并发症的严重程度等。

以下几个方面可以作为判断糖尿病病情轻重的参考：

○经常反复发生急性并发症或者并发重症感染者的病情比较严重

经常反复发生并发症对糖尿病患者来说本身就是比较危险的，如果是急性的，抢救不及时的话很可能会导致死亡。除急性并发症以外，感染一类的疾病也是影响糖尿病病情的一个重要因素，比如很常见的肺结核，一般人群患肺结核通过长期的药物治疗可能很快就能控制病情，直至痊愈。

但是糖尿病患者本身身体抵抗力并不高，一旦患上类似肺结核一类的感染疾病，会导致本身糖尿病的病情有恶化倾向，危及生命安全。

○胰岛功能出现严重障碍或严重衰竭者预示病情严重

胰岛功能出现严重障碍或已经到了衰竭地步的糖尿病患者，常常血糖会有较大的波动，无法长时间控制在一个稳定的水平，甚至口服降血糖的药物也起不了多大的作用，这种情况下已经急需胰岛素治疗，病情较重。

○糖尿病患者患慢性并发症比没患慢性并发症的患者病情要严重

糖尿病的慢性并发症可造成身体多器官的损害，如糖尿病并发眼病可能会损害到眼睛各部位；糖尿病并发冠心病和糖尿病并发脑血管疾病等会损害到心血管和脑血管等。如果损害达到一定程度的话，这些慢性的并发症会成为导致糖尿病患者病危或死亡的直接原因。

○一般情况下Ⅱ型糖尿病的病情没有Ⅰ型糖尿病的病情重

Ⅰ型糖尿病是胰岛 β 细胞被破坏，导致胰岛素绝对缺乏，通常为先天性的，必须终身用胰岛素治疗，否则会增加糖尿病并发症的概率。儿童时期的糖尿病大多数属于Ⅰ型糖尿病。

○血糖波动较大或较长时间维持在高血糖水平的患者病情较严重

血糖长期处在一个较高水平，对糖尿病人的健康存在很大的隐患，很可能会间接导致和血管疾病有关的并发症。

★糖尿病的发病原因

糖尿病的发生是多种因素综合作用的结果，如遗传因素、饮食习惯不良、缺乏运动、情绪不良等，都有可能是导致糖尿病的原因。其中，除了先天的遗传因素以外，不良的饮食习惯是引起糖尿病的重要原因。

○糖尿病具有家族遗传易感性

在1/4～1/2患者中存在糖尿病家族史，且Ⅱ型糖尿病的遗传性比Ⅰ型糖尿病更明显。

若一个家庭中，母亲患有Ⅱ型糖尿病，其子女患病的概率高于父母双方都不是糖尿病患者。

但如果是父亲患有糖尿病的话，子女患病的概率增加不明显。

若父亲、母亲都同时患有Ⅱ型糖尿病，则子女患病的概率会明显增加，但也存在不患病的概率。

○不良的饮食习惯会增加糖尿病的患病概率

随着生活质量以及物质水平的逐渐提高，人们开始更多地摄入一些高油脂、高热量的食物。当这些食物的摄入超量，造成体内脂肪堆积时，就会引发肥胖、高血脂、糖尿病等症。

○缺乏运动也是糖尿病的病因之一

强体力劳动者患Ⅱ型糖尿病的概率远远低于轻体力劳动者或脑力劳动者。

适当地参加运动不仅可以减轻体重，改善代谢，减轻胰岛素抵抗，还可以降低糖尿病及其并发症的发病率。

○不良的情绪也可以成为诱发疾病的原因之一

人体胰岛素的分泌量，除了和内分泌激素以及血糖有关，还会受到自主神经功能的影响。当人长期处于紧张、压抑、焦虑、憋屈的状态时，会直接、间接地抑制胰岛素的分泌，严重的话甚至会发展为糖尿病。

★糖尿病的类型

● Ⅰ型糖尿病
又称胰岛素依赖性糖尿病，该类患者发病是因胰腺不能产生足够的胰岛素。

● Ⅱ型糖尿病
又称为成人发病型糖尿病，该类型糖尿病患者体内产生胰岛素的能力只是部分丧失，有的患者体内胰岛素甚至产生过多，但是胰岛素的作用效果很差，使患者体内的胰岛素相对缺乏。

●妊娠糖尿病
是指妇女在怀孕期间患上的糖尿病，患者一般在妊娠后糖尿病症状自动消失。

●其他特殊类型的糖尿病
包括胰腺疾病或内分泌疾病引起的糖尿病、药物引起的糖尿病以及遗传疾病伴有的糖尿病等。

★糖尿病的早期征兆

　　糖尿病与其他疾病有共同之处，就是有早期、中期和病重时期之分。一般糖尿病如果能够及时发现，及时诊断，那么在早期就能很好地控制病情，不至于恶化或者出现其他的并发症。

　　早期的糖尿病一般有以下征兆：

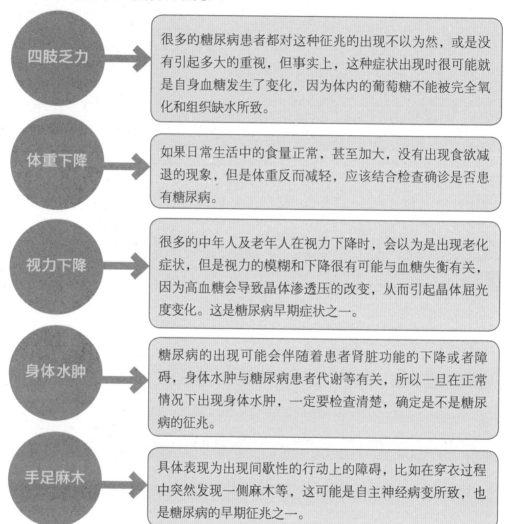

四肢乏力　很多的糖尿病患者都对这种征兆的出现不以为然，或是没有引起多大的重视，但事实上，这种症状出现时很可能就是自身血糖发生了变化，因为体内的葡萄糖不能被完全氧化和组织缺水所致。

体重下降　如果日常生活中的食量正常，甚至加大，没有出现食欲减退的现象，但是体重反而减轻，应该结合检查确诊是否患有糖尿病。

视力下降　很多的中年人及老年人在视力下降时，会以为是出现老化症状，但是视力的模糊和下降很有可能与血糖失衡有关，因为高血糖会导致晶体渗透压的改变，从而引起晶体屈光度变化。这是糖尿病早期症状之一。

身体水肿　糖尿病的出现可能会伴随着患者肾脏功能的下降或者障碍，身体水肿与糖尿病患者代谢等有关，所以一旦在正常情况下出现身体水肿，一定要检查清楚，确定是不是糖尿病的征兆。

手足麻木　具体表现为出现间歇性的行动上的障碍，比如在穿衣过程中突然发现一侧麻木等，这可能是自主神经病变所致，也是糖尿病的早期征兆之一。

　　糖尿病的早期征兆是因人而异的，不一定每一个糖尿病患者都会出现早期征兆，但是，如果有异常现象发生，一定要细心观察，及时就医。

　　通常来说，糖尿病患者不会出现过多的早期征兆，一旦有了比较严重的征兆时，那说明糖尿病已经进入了中晚期。

★糖尿病并发症的17个危险信号

糖尿病是一种需要长时间耐心、细心观察的疾病，有时候出现一些身体不适的症状时患者千万不能疏忽大意，因为很有可能那是糖尿病并发症发出的信号，如果没有及时发现和治疗，可能会引发更严重的情况。

虽然并不是所有的症状都会引起并发症，有可能仅仅只是身体不适而已，但是对于糖尿病患者来说应该要防患于未然，及时到医院做相关的检查。

下面为糖尿病患者提出以下17种可能引起并发症的危险信号：

●常常觉得四肢乏力，精神状态不好，容易疲累

通常这种情况的出现是由于糖尿病患者体内葡萄糖的运转以及代谢受到阻碍，加上代谢产物堆积，所以造成了疲累、无力的状态。

●出汗不正常

所谓的出汗不正常具体表现为出汗过少、出汗过多或者几乎不出汗。这些情况都预示着出汗区域异常，自主神经功能受到损害。

●视力逐渐变得模糊

这一点不能忽视，不要以为只是疲劳所致，因为很可能预示着眼部的疾病。

●手足以及腰腹部位皮肤长水疱

糖尿病患者长的水疱和平时烫伤的相似，有可能会覆盖手部、脚部以及腰腹的位置，这主要是和血糖升高引起血液渗透压升高以及毛细血管通透性的增加存在一定联系。

●患者出现皮肤瘙痒、干燥症状

若并发症程度较轻的话，可能只是皮肤瘙痒和察觉得到的干燥，缺乏水分；如果并发症程度稍微严重的话，则会出现皮肤皲裂，瘙痒无比。以上所出现的这些症状是自主神经发生病变的一种提示。

●手部、足部发凉，苍白，有时甚至会有发紫的症状

这些是对糖尿病患者身体缺血的一种提示，如果情况严重的话还有可能是足部发生肢端坏疽。

●头晕、头痛，心悸、心慌

当糖尿病患者出现这些症状时可能是处于低血糖或是低血压的一种提示。

●小便中泡沫变多

糖尿病患者如果有蛋白尿或是肾功能损害的话，那么很有可能会出现小便泡沫比正常情况增多的现象。

●出现性功能减退、阳痿

这种情况的出现，可能是预示着糖尿病患者微血管病变和自主神经受损。

●感觉胸闷，心前区不舒服

如果糖尿病患者感到胸闷，心前区不舒服，则暗示着糖尿病患者很可能会并发心血管疾病。

●肢体觉得麻木，活动不灵敏

这是对糖尿病患者并发脑血栓症的暗示。

●常有恶心、呕吐症状

如果常伴有恶心、呕吐等症状，则提示糖尿病患者可能酮症酸中毒。

●高血压

高血压是糖尿病患者中最为常见的一种伴随性症状，大部分的糖尿病患者都会并发有高血压。

●腹痛、腹泻或者便秘

这些肠胃的不适很可能是表明糖尿病患者肠道功能紊乱或是受损，有可能是服用药物所致。

●视物变红

也就是说，糖尿病患者可能会间歇性地出现在看东西的时候眼前物品发红，这是眼底出血时所发出的一种危险信号。

●口干舌燥，咽干

糖尿病患者普遍都会出现这种症状，觉得喉咙干、嘴巴干，想要喝水，也就是通常所说的"多饮"，这其实就是血糖升高的信号。

●肢端麻木，动弹有困难

具体表现在糖尿病患者进行穿衣、穿袜、戴手套等动作时候明显感觉迟钝，这是神经病变的一种暗示。

★糖尿病患者的八大心理误区

心理通常是诱发疾病的一个重要因素。多项研究表明，如果能够在情绪上解决疾病患者的负面状态，对疾病的治疗是有百利而无一害的，糖尿病自然不例外。

心理误区是疾病治疗中的一个障碍，所以应该引起糖尿病患者的高度重视，具体有以下八个方面的心理是不可取的：

●过度相信、依赖药物，以致放松饮食上和生活保健方面的要求

没有节制的饮食和对待药物的不正确心态影响了病情。

●对患有疾病过于恐慌和焦虑

一想到自己患有糖尿病就会十分不安，对疾病缺乏系统而正确的认识，过度地夸大了糖尿病的严重程度。

●悲观的心态

一想到自己患病就感到万分沮丧，丧失了与疾病斗争的意志力，陷入一种绝望的困境中无法自拔。

●抱怨的情绪

部分糖尿病是遗传所致，所以会有患者抱怨父母，认为患病对自己来说不公平，以致自怨自艾，加重了病情。

●抗拒疾病

抗拒疾病，无法接受事实。时间长了就会与疾病产生冲突，不愿意接受治疗，从而加速疾病恶化。

●掉以轻心、无关要紧的心理

经过一段时间治疗后小有成效，往往就会出现这种心理，认为疾病很容易对付，于是自行停药，掉以轻心。

●对疾病抱着不以为然的态度

这种态度是不可取的，因为早期没有出现糖尿病症状，就认为没什么，而这种观念常常会导致并发症的发生。

●焦躁求急的心理

患者急于求成，于是加大药的剂量，过度节食，过量运动，结果反而拔苗助长，甚至造成低血糖。

★糖尿病患者的七大饮食误区

认为无糖食品里面都是不含糖的

一般市场上所出售的无糖食品的"无糖"其实指的仅仅只是不含蔗糖而已，但由于原料或组成成分里包括淀粉，而淀粉是通过在体内转化为葡萄糖的形式被吸收的，也就是说糖尿病患者吃这种无糖食品的时候依然摄入了葡萄糖，但他们却没有察觉到，时间长了也会不利于对血糖的控制。

采用降血糖治疗的同时就不必再控制饮食

许多糖尿病患者都是通过注射胰岛素来保持血糖的一个稳定水平的，但有些患者会认为，既然注射了胰岛素，那么就不用再节制饮食了，这种认识是一个误区，同时也是很危险的。因为即使是胰岛素的注射和治疗也需要在饮食固定和健康的基础上才可以调整。

动物油不可以吃，植物油可以多吃

有些患者认为动物油中含饱和脂肪酸，不能多吃，而植物油含不饱和脂肪酸，对身体有益，所以可以多吃，这种想法是不对的。动物油和植物油都属于脂肪。脂肪一旦摄入过多的话，就会超过每天规定总热量的摄入，影响对血糖的平衡和控制。

食物摄入过多可通过增加药物来平衡血糖

糖尿病患者自律能力不强的话，会常出现饿了就无节制进食的现象，而过后意识到进食过量，又会自行增加降血糖药物的剂量，这样是不科学的，既容易增加胰岛负担，还会增加发生低血糖和降糖药副作用的风险，不利于对糖尿病病情的控制。

体重较轻或是没有肥胖症的糖尿病患者可以不用控制饮食

对饮食的控制，本质上是为了控制血糖，使血糖维持在平衡和稳定的状态。虽然消瘦的人比起超重或肥胖的人在总体热量控制上的要求没有那么严格，但不能因为体型不胖就在饮食上随便想吃什么就吃什么，而是要严格控制对糖分和热量的摄入。

用超市售的尿糖试纸对食物进行鉴定评估

现在超市或药店里会有类似"阿尔法蛋白糖"或"无糖"等标签的食品，糖尿病患者会把食物溶液滴在尿糖试纸上，如果试纸变色则会十分惊慌、恐惧，认为是高糖食品。事实上，只要是含糖的食物溶解后都会出现试纸变色的现象。而这种鉴定的检测结果也并不精准，测验不出来含糖分食品中糖分含量的高低。

少吃一顿饭就可以少吃一次药

有不少的糖尿病患者会减餐，或尽量让自己少吃一顿饭，认为这样可以降低血糖，从而抵消一次药物，事实上这样反而会引起患者餐前低糖，或者下一顿摄入更多的糖，以致血糖陷入更不稳定的状态。服用降血糖的药物所起的作用不仅是抵消饮食上所导致的高血糖，更多的是为了降低患者体内代谢和其他升高血糖的激素所致的高血糖。

🍲 自我监测血糖

★ 怎样选择血糖仪

现在市场上出售的血糖仪品种繁多，琳琅满目，以至于糖尿病患者在选择过程中遭遇选择困难，对哪一种血糖仪才比较可靠感到疑惑。其实，只要掌握了选购的方法和要点，就可以买到一台适合自己的血糖仪了。

目前，市场上常见的血糖仪按照测糖技术可以分为电化学法测试和光反射技术测试两大类，具体的选择要点主要有以下几点：

● 看血糖监测准确度

血糖仪的血糖监测结果，应该要和静脉抽血化验所得的测试纸结果接近，不可相差太悬殊，否则就可能出现延误病情的悲剧。

● 关注售后服务

购买的时候一定要选择售后服务好的血糖仪，试纸的供货情况是否到位，防止出现"有炊无米"的情况。因为糖尿病患者需要经常用到血糖仪，这样可以方便将来出现故障时可以退换或维修。

● 检查机器性能

看机器使用性能如何，应选择采血针使用便利，用血量较少，读数时间准确，显示屏清晰，电池更换方便的血糖仪。

● 了解价格

在选择血糖仪的时候，价格一定要和质量成正比，一般较好的血糖仪都在千元上下。还可以向医生咨询。

★ 自己测血糖的方法

测血糖的方法基本上有静脉抽血测血糖和血糖仪测血糖。这两种方法都有各自的弊端和优点。

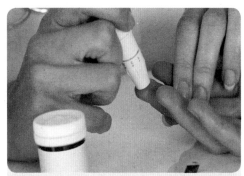

◎ 去医院测血糖时可采用静脉抽血测血糖，而在家则可以采用血糖仪测血糖。两者各有优缺点。

前者要去医院才能检查，后者操作起来比较简单，自己在家也可以进行。

静脉抽血测血糖的弊端是不能及时得到检测血糖的结果，而且需要到医院才能进行。

但是对于糖尿病而言，这种方法是必需的确诊依据。它的好处就是糖尿病患者通过定期到医院进行检查可以获得可靠的血糖依据，真实地了解自己的病情变化，还可以顺便检验自己家里的血糖仪是否准确可靠。

而血糖仪测血糖的最大好处就是便于携带，操作简单，自己一个人在家时也可以进行检测。

其操作的步骤包括以下几点：

①先要洗净双手，确定采血部位。

②用酒精对采血部位进行局部消毒，

等待酒精风干。

　　③使用采血专用的一次性采血针刺破采血部位皮肤，让血自然流出聚滴，然后用专用试纸吸取足够量的血滴。

　　④采血后要按照说明书的要求读取测定值。

　　⑤检测完成后及时记录结果，并标明检测的日期和时间。

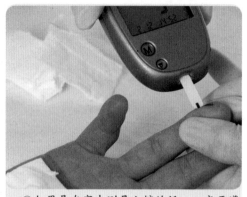

◎如果是在家中测量血糖的话，一定要遵循操作步骤，以获得较为精确的结果。

★注意这些小细节，让测得的血糖值更准确

　　糖尿病患者可以通过自己测血糖的方法来获得血糖信息，以此来了解自己的病情变化，并作为调节饮食、调整药物和计划运动量的一个衡量依据。

　　糖尿病患者如果能够更好地注意检测血糖的以下细节，就能让测得的血糖值更为精准、可靠。

- ●自己在使用血糖仪检测血糖的时候，采血之前一定要认真读懂血糖仪上的使用说明书。
- ●采血时要用酒精对采血部位进行消毒，但是不能用碘酒消毒，因为碘酒会和血液中的葡萄糖发生化学反应，从而影响检测的结果。
- ●采血的时候糖尿病患者要注意保持放松的心态，不能太过紧张，因为一旦产生紧张的心理就会影响到肾上腺素以及肾上腺糖皮质激素分泌，使之增加，从而使血糖快速升高。
- ●采血后需要用到血糖试纸，但是血糖试纸平时放置一定要注意防潮，还有不要使用过期的试纸，因为这些情况会引起血糖测试结果不准确。
- ●采血时可以根据患者皮肤的厚薄来调节采血笔的深浅度，正确地采血能够有效减少检测中的误差。
- ●如果观察到自己所购买的血糖仪出现检测误差或是出现故障，可以通过血糖仪购买处的售后服务人员进行维修或是校正。

　　存在误差或是故障等问题的血糖仪会在一定程度上影响到血糖的检测结果，甚至可能让患者对病情产生错误的了解。

★什么时间测血糖最准确

血糖的检测结果是糖尿病患者了解自己病情的一项重要依据。但是不同的时间测出的血糖结果有可能是不一样的，因此糖尿病患者要选择在检测结果准确度最高的时间测量血糖。

最适宜测血糖的时间是早上的6点至8点。建议采血之前不进餐，不进行运动，不吃降糖药，因为这些行为都会影响到所测得血糖的精准度。

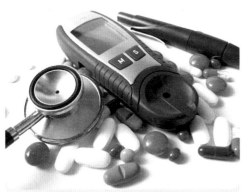

◎测血糖时应注意，采血前不能吃降糖药物，也不要进行运动，而且也不要吃早餐。否则会影响测得血糖的数据。

★空腹血糖和餐后血糖哪一个最有参考价值

人体血糖有一定的波动范围，其主要是受饮食、运动、情绪等多方面的因素影响。

糖尿病患者通过测量血糖来了解自己的血糖水平以及病情是最直接客观的方法，但是由于很多不同情况下和不同时间段测出的血糖都会存在差异性，所以应该选择具有代表性的时刻作为最具有参考价值的时间。

空腹血糖是指维持在采血前的6至8个小时内不进食所测得的血糖值，最适宜的时间是在清晨6点至8点内进行。

不同时间的血糖含量具有不同的含义，病人在空腹时血液的葡萄糖含量可反应基础情况下的水平。

餐后血糖是指进餐2小时以后采血，比如18点30分进食晚餐，20点30分以后所测的血糖就叫餐后血糖。

空腹血糖和餐后血糖具有不同的参考价值，空腹所测得的血糖对于长期服用降低血糖药物的糖尿病患者具有较大参考意义。

餐后所测得的血糖则对于早期的糖尿病患者具有重要价值。

★将每次测得的血糖值记录下来

检测血糖是糖尿病患者的必修课，但是仅仅懂得如何自己测血糖，在什么时间测血糖是远远不够的，糖尿病患者还要将自己每次所测得的血糖值记录下来。

这样做的意义在于帮助糖尿病患者自我监测病情变化，也可以帮助医生了解和掌握血糖的水平，从而做出正确的治疗方案，促进病情向好的方向发展。

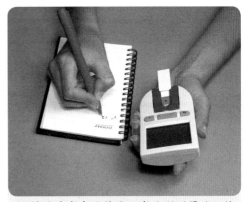

◎糖尿病患者要将自己每次所测得的血糖值记录下来，这样有利于帮助患者对病情的自我监测。

🍲 控制饮食，治疗糖尿病的第一步

★ 写糖尿病饮食日记

我们知道，糖尿病是一种需要终生调养与治疗的疾病，不可能根治，但是可以通过积极的治疗来控制病情。

对于糖尿病患者来说，在这场持久战里面，如何更好地了解自己的病情变化很重要。

而记录饮食日记，就可以帮助糖尿病患者详细记录诊断和治疗的全部过程，有

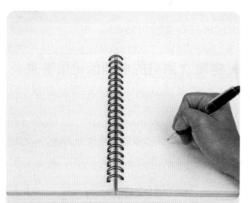

◎糖尿病患者的日记内容可以包括对饮食的记录、活动或者运动的记录、体重的记录以及各项检查的记录。

利于糖尿病并发症的早期发现和治疗。

糖尿病患者的日记内容可以包括对饮食的记录、活动或者运动的记录、体重的记录以及各项检查的记录。

○饮食的记录

饮食的记录里面可以涉及每天进食的食物，包括种类、热量等。通过对饮食记录的查看，我们可以系统地了解进食的种类是否齐全，有没有全面包含肉类、蔬菜、主食、蛋类、奶类、豆制品等，营养是否均衡。

○活动或运动的记录

活动或运动的记录则是关于自己每天的运动量、运动项目（例如散步、慢跑等）、运动时间的记录。也可以是进行的活动的记录，写下是什么时候进行的，是什么活动，持续的时间是多久等。

○体重的记录

体重的记录对肥胖型糖尿病患者或消瘦型糖尿病患者是尤其有必要的，患者可以通过记录下自己每天的体重，尽快让自己达到标准的体重。

○各项检查的记录

关于各项检查的记录包含了尿糖、空腹血糖、餐后血糖、三酰甘油、血红蛋白、肾功能等的检查记录，患者可以保留这些检查的单据，或者记录在日记里面，以了解自己病情的转化，适当地调节控制自己的饮食，促进病情好转。

★计算每天需要的热量

体力消耗不同导致需要补充的热量也不同，日常活动量是计算热量摄入的一个重要依据。知道自己的体重类型和具体某一日所进行的活动强度类型后，就可对照下表来查找一下自己该日每千克体重需要多少热量。

具体公式为： 每日应摄入总热量=每日每千克体重所需热量×标准体重。

例如： 一位女士，身高160厘米，体重60千克，平时从事轻体力劳动。

第一步： 计算标准体重：

160－105=55（千克）

每日应摄入总热量	=	每日每千克体重所需热量	×	标准体重

第二步：判断体重类型：这位女士实际体重为60千克，超过标准体重不到10%，属于正常体重类型。

第三步：判断活动强度：轻体力劳动。

第四步：查找每日所需热量水平：正常体重下从事轻体力活动，每日每千克体重需要125.4千焦热量。

第五步：计算一日所需总热量：一日总热量=30×55=6897千焦。

每日每千克体重所需热量表（单位：千焦／千克体重）

体型	卧床	轻体力	中等体力	重体力
超重或肥胖	62.7	83.6至104.5	125.4	146.3
正常	62.7至83.6	125.4	146.3	167.2
消瘦	83.6至104.5	146.3	167.2	188.1至209

★学会使用食品交换份

糖尿病患者想让自己的饮食丰富，首先要了解并掌握食物的交换份法。善用食物交换份，既能控制热量摄取量，又能保证摄取足够而均衡的营养。

具体而言，就是将食物分成谷类、蔬菜、水果、肉类等不同种类，再确定一个交换单位，这个交换单位包含的热量大约是376.2千焦，计算出各类食物在这个交换单位内的大致重量，然后以此作为依据，就可在糖尿病患者每天应摄入的总热量范围内自由交换。

需注意的是，这份表只涵盖了某一类食物中的多数情况，只适用于不可得知某种食物的具体交换克数时，作大致参考。

事实上即便同一类中不同的食物所含热量也有差异，如蔬菜中叶类菜、瓜类菜、果类菜的交换单位约是500克，而根茎类菜因为热量值高，交换单位的重量要远低于500克。若想饮食合理，应该考虑到同类食物的等值（热量值）交换。

一个交换单位内的各种食物

谷类	每份25克	热量约376.2千焦	油脂类	每份10克	热量约376.2千焦
奶类	每份160克	热量约376.2千焦	蔬菜类	每份500克	热量约376.2千焦
肉类	每份50克	热量约376.2千焦	水果类	每份200克	热量约376.2千焦
蛋类	每份60克	热量约376.2千焦	干豆类	每份25克	热量约376.2千焦

★糖尿病患者该怎么吃零食

适宜糖尿病患者的零食主要有三类：一是不会明显增加血糖的食品；二是低糖、低盐、低油脂，无添加剂的食品；三是天然、无加工或少加工的食品。

糖尿病患者吃零食的时候要注意以下几个方面：

①一定要关注和计算自己一天中总热量的摄入，可以适当地从正餐中匀出一部分作为加餐，即零食。吃零食的时间最好是早餐后1～2小时、午餐后3～4小时以及晚上睡前1小时。

②吃零食要分情况，糖尿病患者禁食的食物不可以吃，如一些高热量、高脂肪、含糖多的食品不能吃。睡前的加餐最适宜的是一杯牛奶或半杯牛奶，或者1个鸡蛋。

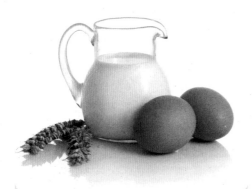

◎尽量选择一些高蛋白质的食品，可以延缓葡萄糖的吸收，对防治夜间低血糖有益。

③在特殊情况下吃零食。例如远距离乘车错过正餐时间、加班、参加庆典聚会或是在情绪有较大波动的一些活动中，可以随身准备一些小零食，以便在活动量大或精神处于紧张状态、出现低血糖时补充热量。

★怎样看待市场中的"无糖"食品

现在市场上充斥着一些以"无糖"为标签的食品，在崇尚绿色食品的今天，它受到了许多消费者的青睐。

○什么是无糖食品

按照国际标准，真正的无糖食品含单糖、双糖总量应小于0.5%。而事实上，现在市场上很多的无糖食品，就糖含量而言，以精制面粉做原料的含糖量在73%以上，如"无糖奶粉"脱脂的糖含量在52%，不脱脂者含糖量在35%。

而且，在无糖食品里面，很可能含有淀粉水解物类作为甜味来源，这些物质升糖速度甚至可能快于白糖。

○中国的"无糖食品"

中国大部分无糖产品都用的是高效甜味剂，特别是安赛蜜、糖精、阿斯巴甜、甜蜜素等合成的甜味剂，由于这些甜味剂的甜度很高，所以为了凑体积，很多厂家便会用淀粉、淀粉水解物或者糊精之类的物质来填充，这样的"无糖食品"含糖量就更多了。

○如何选购无糖食品

既然市场的无糖食品好坏不一，在选购的时候就更要小心。

具体有以下几点：

● **看厂家**
患者在选购时，应选择较大、有信誉的厂家生产的。

● **看标签**
要看是否标注"无糖食品"的字样，还要看清楚配料表，看是用何种甜味剂代替了糖类，同时，还要看是否有白砂糖或葡萄糖成分。

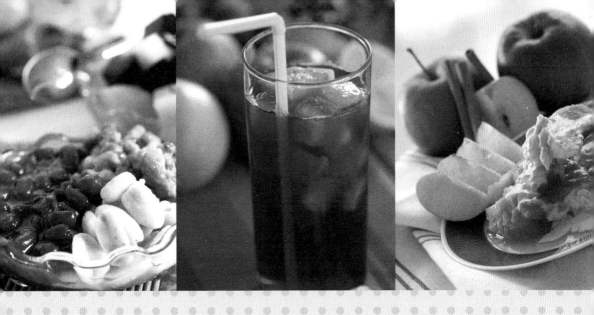

Part 2

患了糖尿病，这些食物您就不能吃了

都说糖尿病是一种"吃出来"的病，可见，大多数人患糖尿病其实都和一些饮食上的习惯息息相关，所以治疗方案也应该从"吃"上入手。很多糖尿病患者认为，患上此病以后，很多食物都不能吃，要忌口，以致失去了很多在饮食上的满足感。其实，只要合理安排自己的饮食结构，依旧有很多丰富美味的食物可供您选择食用的。但前提是，糖尿病患者要知道有哪些食物是不适合自己食用的，是要禁食的。所以本章就为您一一介绍糖尿病患者应忌吃的食物及其忌吃的原因。

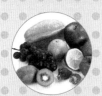 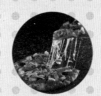 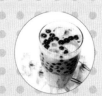

主食 ▶

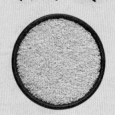
糯米

禁食糯米的原因 ▶

❶糯米的含钾量较高，这对于存在钾代谢障碍的糖尿病并发肾病患者来说十分不利。

❷糯米的热量高，每100克中含有78.3克碳水化合物，其血糖生成指数为87，属于高血糖生成指数的食物，糖尿病患者食用后可使血糖快速升高。

❸冷的糯米制品黏度较高，不易被磨成"食糜"消化吸收，所以肠胃不好的糖尿病患者要慎食。

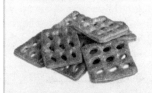
饼干

禁食饼干的原因 ▶

❶饼干是高热量、高淀粉、高糖食品，且含水分少，糖尿病患者食用后极易发生高血糖，且会加重口渴症状，多食还容易形成脂肪堆积，不利于糖尿病病情的控制。

❷饼干的含钠量较高，并发有高血压的糖尿病患者尤其要注意。

❸标榜"无蔗糖"的饼干也不宜食用，因为其中的精制淀粉升高血糖的速度堪比蔗糖。

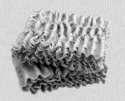
方便面

禁食方便面的原因 ▶

❶方便面的热量高、脂肪高、碳水化合物含量高，经常食用的话，易使人肥胖和血糖升高，还容易加速动脉硬化，对糖尿病患者不利。

❷方便面的含钠量较高，多食可使血压升高，糖尿病患者应忌食方便面，避免诱发糖尿病并发高血压症。

❸方便面大部分都是经过油炸的，糖尿病患者经常食用的话，会缺乏维生素，摄入热量较多，会导致营养不均衡。

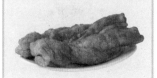
油条

禁食油条的原因 ▶

❶油条经高温油炸而成，热量较高，且许多营养成分已经被破坏，多吃会使血糖上升，还会造成营养失衡。

❷油条含钠量较高，每100克中含钠585.2毫克，多食可能引致水肿、血压升高。

❸油条含钾量很高，糖尿病并发肾病的患者需要慎食。

❹油条表面裹着大量油脂，不易被消化，肠胃功能较差的糖尿病患者要慎食。

麻花

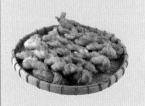

禁食麻花的原因

❶麻花是以面粉、白糖和油为原料做成，所含的热量、脂肪较高，糖尿病患者多食易使血糖升高，引发肥胖。

❷麻花中一般都富含蛋白质，糖尿病并发肾病的患者多食会加重病情。

❸麻花具有高糖和高脂的特点，不利于糖尿病患者对血糖的控制，应尽量避免食用或是忌食，可以选择另外一些低糖的点心替代麻花。

蛋糕

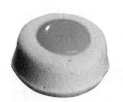

禁食蛋糕的原因

❶蛋糕的热量较高，每100克的热量是1450.46千焦，还含有很多的奶油，多食容易引起肥胖，不利于糖尿病病情的控制。

❷蛋糕的原料中含有白糖，多食易使血糖升高。

❸市面上推出的"无糖蛋糕"虽以木糖醇等甜味剂取代了蔗糖，但是蛋糕的主要成分为淀粉，经消化后会分解成大量的葡萄糖，所以糖尿病患者不宜多吃。

面包

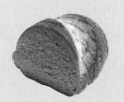

禁食面包的原因

❶面包的热量较高，一般的面包每100克的热量有1304.16千焦，糖尿病患者食用后容易引起肥胖，不利于糖尿病患者体重的控制。

❷如今市面上的面包都含有很多碳水化合物，一般的面包每100克中含有58.6克，糖尿病患者食用后会使血糖升高，不利于血糖的控制。

比萨

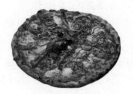

禁食比萨的原因

❶比萨的脂肪含量较高，多食容易使人肥胖，而糖尿病患者如果过多食用的话，可能会诱发肥胖症等相关疾病，对健康不利。

❷比萨的黄油、乳酪成分中含有大量的饱和脂肪酸和胆固醇，多食易引发并发症。

❸比萨的成分中还含有较多的钠，容易导致糖尿病患者出现水肿以及血压升高的现象。

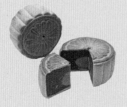

禁食月饼的原因 ▶

❶月饼具有高热量、高糖、高淀粉的特点，其制作过程中会用到很多油，糖尿病患者食用后容易使血糖升高，不利于维持血糖的平衡。

❷月饼馅的配料有高淀粉的莲蓉、高糖的水果和枣泥、高淀粉和高糖的豆沙等，糖尿病患者均不宜食用。

❸月饼的含钾量较高，并发有肾病的糖尿病患者需慎食，因为很可能会诱发糖尿病并发肾病。

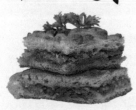

禁食油饼的原因 ▶

❶油饼属于高热量、高油脂的食物，多吃易使人肥胖，也不利于血糖的控制。

❷油饼的含钾量很高，并发有肾脏疾病的糖尿病患者要慎食。

❸油饼在加工过程中会产生致癌物质、有毒物质和反式脂肪酸等，多吃不仅不利于血糖控制，还有可能会引起其他疾病。

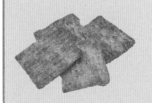

禁食锅巴的原因 ▶

❶锅巴中碳水化合物和脂肪的含量都很高，而水分含量很低，会使血糖上升，加重糖尿病的口渴症状。

❷锅巴是经油炸而成的，含有较多的油脂，其热量极高，食用后，一来可升高血糖，二来不容易消化，不适宜胃肠功能较弱的糖尿病患者食用。

❸锅巴的含糖量较高，并且易香燥助火，不适宜糖尿病患者多食用。

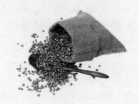

禁食高粱的原因 ▶

❶高粱中的热量、碳水化合物的含量较高，易升高血糖，其含有的饱和脂肪酸也较高，不利于血糖的控制。

❷高粱中含有的钾和磷较多，它们需要通过肾脏排泄，这无疑增加了肾脏的负担，尤其是并发有肾病的糖尿病患者需慎食。

❸高粱中所含的单宁会影响蛋白质的吸收，不利于满足糖尿病患者摄取优质蛋白的需求。

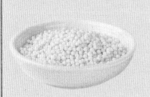

禁食西米的原因

❶西米是通过机械处理，经浸泡、沉淀、烘干制成的食品，其淀粉的含量很高，而淀粉在人体内会转化为葡萄糖，糖尿病患者多食，不利于血糖的稳定。

❷西米经常用于制作甜品或者汤水，加上本身含糖，所以糖尿病患者应尽量少食或不食西米。

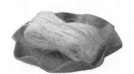

禁食粉丝的原因

❶粉丝是我们日常生活中常见的食品，是以绿豆作为原料制成的，也有由玉米淀粉或地瓜淀粉作为原料制成的。

❷淀粉会在体内转化为葡萄糖。糖尿病患者不宜食用淀粉和糖含量过高的食物，因为淀粉和糖极易使血糖升高，引起血糖的大波动，不利于糖尿病患者对血糖的控制。

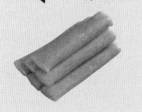

禁食年糕的原因

❶年糕的主要原料是糯米，属于高血糖生成指数的食物，糖尿病患者多食易使血糖升高。

❷年糕的碳水化合物含量很高，糖尿病患者多食，不利于血糖的控制。

❸年糕黏性较强，不容易被消化，糖尿病患者不适宜经常食用不易消化的食物，会加重肠胃的负担，使血糖无法维持平衡。

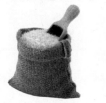

禁食粳米的原因

❶粳米中淀粉和糖的含量都很高，而淀粉和糖都是极易使血糖升高的物质，糖尿病患者食用后容易出现血糖升高，严重者还可能引发并发症。

❷粳米具有很强的黏性，不容易被消化，对于肠胃功能不好的糖尿病患者来说，无疑是增大了糖代谢的负担，少吃为宜。

肉类 ▶

腊肉

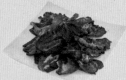

禁食腊肉的原因 ▶

❶腊肉多是用五花肉制成的，其热量和脂肪含量都非常高，食用后不利于血糖控制，对糖尿病患者的心血管也很不利。

❷腊肉中含有的钾、磷、钠都极高，食用后会极大地增加肾脏的负担，糖尿病并发肾病的患者更要注意。

❸腊肉中一般含有较多的油，多食的话会导致血糖在短时间内无法控制在平衡状态，对糖尿病患者不利。

香肠

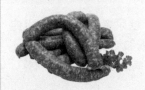

禁食香肠的原因 ▶

❶香肠中热量很高，食用过多可使血糖升高，还有可能会引发心血管并发症。

❷香肠中脂肪含量很高，食用过多可使血糖升高，还有可能会引发心血管并发症。

❸香肠中钠的含量极高，每100克中含有钠2309.20毫克，对于糖尿病并发高血压病的患者来说尤为不利，需禁食。

午餐肉

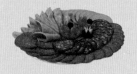

禁食午餐肉的原因 ▶

❶午餐肉主要是以猪肉、鸡肉、淀粉、食盐、香辛料等作为原料的罐装压缩食品，但是糖尿病患者不适宜摄入含盐较多的食品，容易因为摄入过多的盐而导致血压升高，而高血压是引起糖尿病患者因并发症死亡的主要原因之一。

❷午餐肉中含有香辛料，而香辛料性温热，进食后会引发糖尿病并发疾病，糖尿病患者不宜食用。

猪蹄

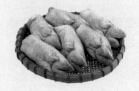

禁食猪蹄的原因 ▶

❶猪蹄含有的热量较高，且含有较多的脂肪和胆固醇，糖尿病患者多食可引起血糖升高，甚至引发心脑血管并发症。

❷猪蹄中含量丰富的胶原蛋白性质较稳定，不易被消化，胃肠功能较弱的糖尿病患者要慎食。

❸猪蹄多吃容易诱发肥胖疾病，患有糖尿病并发肥胖症的患者应忌食猪蹄。

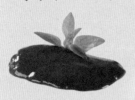

猪肝

禁食猪肝的原因 ▶

❶猪肝中胆固醇含量较高，不利于血糖控制。

❷猪肝中含有丰富的钾和磷，会增加肾脏负担，不利于肾脏的病情恢复。

❸猪肝中的含铁量丰富，每100克中含铁22.6毫克，适量食用可有效地调节和改善贫血病人的造血功能，但是如果多食会使体内储存较多的铁元素，从而加重机体损伤，加重糖尿病病情。

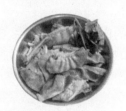

猪肚

禁食猪肚的原因 ▶

❶猪肚中含有较多的胆固醇，糖尿病患者食用后，会加重其脂质代谢紊乱，促使脂肪转化为血糖，不利于血糖控制。

❷过多食用含胆固醇高的猪肚会增加糖尿病患者发生高血压、动脉硬化等并发症的风险。

❸患有糖尿病并发高血压疾病的人群忌食猪肚，因为可能会使血压升高，血糖无法维持在正常水平。

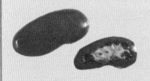

猪腰

禁食猪腰的原因 ▶

❶猪腰中富含蛋白质、脂肪、碳水化合物、钙、磷、铁和维生素，但胆固醇含量也较高，糖尿病患者多食易使血压升高。

❷糖尿病患者多食猪腰会增加心脏的负荷，甚至引发冠心病等疾病，不利于病情好转。

❸猪腰性寒，肠胃功能较弱的糖尿病患者多食容易引起腹泻等症状。

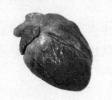

猪心

禁食猪心的原因 ▶

❶猪心，即为猪的心脏，富含脂肪和蛋白质，糖尿病患者由于要控制所摄入食物的总热量，所以不宜进食过多脂肪含量过高的食物。

❷糖尿病患者多食猪心的话容易使血糖产生波动，不利于维持血糖水平的平衡。

❸高血压、高胆固醇的糖尿病患者要忌食猪心。

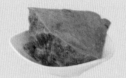

禁食猪肺的原因 ▶

❶猪肺中含有大量人体所必需的营养物质,但同时猪肺中也含有较多的脂肪,磷和铁的含量也较多,食用以后可能会加重糖尿病患者肾脏的负担,尤其是糖尿病并发肾病的患者更要注意。

❷猪肺属于动物内脏,一般含有胆固醇较多,尤其是老年人或是患有高胆固醇疾病的糖尿病患者应该忌食。

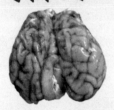

禁食猪脑的原因 ▶

❶猪脑中胆固醇的含量很高,每100克猪脑中含胆固醇量高达3100毫克,是常见的食物中所含胆固醇最高的一种,糖尿病患者多食会加重病情。

❷猪脑性寒,伴有肠胃功能较弱的糖尿病患者如果多食容易引起腹泻,不利于维持血糖的稳定,因此糖尿病患者平日里应少食。

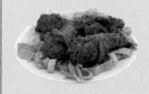

禁食炸鸡的原因 ▶

❶炸鸡的热量较高,食之容易使血糖升高。

❷炸鸡中饱和脂肪酸的含量很高,糖尿病患者食后容易诱发心脑血管并发症。

❸炸鸡的含钠量较高,多食容易引起水肿,甚至引发高血压。

❹炸鸡中的钾、磷的含量都非常高,多食容易增加肾脏的负担。

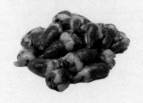

禁食鸡心的原因 ▶

❶鸡心中含有的脂肪和胆固醇较多,如过量摄入,容易使脂质代谢紊乱,促使脂肪转化为血糖,从而升高血糖,对糖尿病患者不利。

❷鸡心中钾、磷的含量都较高,过多食用容易增加肾脏的负担,从而加重病情。因此,糖尿病患者应少食或不食鸡心。

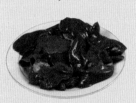

鸡肝

禁食鸡肝的原因 ▶

❶鸡肝中蛋白质、磷、铁的含量较高，尤其是铁的含量最为丰富，如果糖尿病患者过多摄入可能会导致体内储存较多的铁元素，从而加重机体损伤，加重糖尿病病情。

❷鸡肝不宜与优降灵等降压药物一起食用，否则会对有高血压症状的糖尿病患者不利。

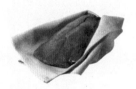

鹅肝

禁食鹅肝的原因 ▶

❶鹅肝中胆固醇的含量极高，糖尿病患者多食容易引发心脑血管并发症，不利于血糖的控制，对糖尿病患者的健康不利。

❷鹅肝中钾、磷的含量很高，糖尿病并发肾病的患者食用后可加重肾脏的负担，不利于病情的控制。因此，糖尿病患者应忌食鹅肝。

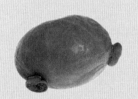

羊肚

禁食羊肚的原因 ▶

❶羊肚性温，味甘，可补虚健胃，辅治虚劳不足、手足烦热、尿频多汗等症。但羊肚中的胆固醇含量很高，过多食用容易导致体内脂质代谢紊乱，糖尿病患者多食会加重病情，因此应忌食。

❷羊肚的脂肪含量较低，胆固醇含量较高，有高血压、高血脂、糖尿病以及心脑血管疾病的患者不宜多吃。

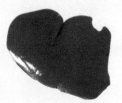

羊肝

禁食羊肝的原因 ▶

❶羊肝属于一种富含维生素A和磷的食品，能起到清肝明目的作用，但羊肝的胆固醇含量很高，过量食用容易导致体内脂质代谢紊乱，而且无法降低体内胆固醇含量，不利于糖尿病病情的控制。因此，糖尿病患者应忌食羊肝。

❷羊肝不宜与降压药物一起食用，否则会对有高血压症状的糖尿病患者不利。

水产 ▶

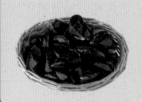

鲜淡菜

禁食鲜淡菜的原因 ▶

❶淡菜的营养价值很高，蛋白质含量高达59%，脂肪含量为7%，糖尿病患者不宜过多地摄入，以免加重肾脏负担。

❷鲜淡菜中含大量的胆固醇，糖尿病患者过多食用很容易引发高脂血症并发症。

❸淡菜中含有的嘌呤多，而糖尿病患者经常伴随有尿酸升高、糖尿病肾脏病变等症状，所以如果有高尿酸、痛风病史的患者不能多吃。

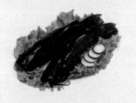

鲇鱼

禁食鲇鱼的原因 ▶

❶鲇鱼中水分和蛋白质的含量最高，每100克鲇鱼的鱼肉中含有水分64克左右，蛋白质15克左右，但是对于糖尿病患者来说，过多地进食不利于对自身血糖的控制。

❷鲇鱼性温，糖尿病患者体质属阴虚内热型，多食用容易加重病情。

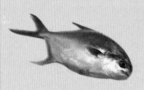

鲳鱼

禁食鲳鱼的原因 ▶

❶鲳鱼易引起宿疾，糖尿病患者多数患有多种疾病，食用后容易引发其他疾病。

❷鲳鱼还含有较高的钾，过多食用会加重糖尿病患者的身体负担。因此，糖尿病患者应忌食鲳鱼。

❸鲳鱼属于海鲜，是为"发物"，含有的嘌呤较高，糖尿病患者应忌食。

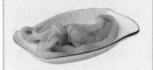

鱿鱼

禁食鱿鱼的原因 ▶

❶鱿鱼属于软体动物类，蛋白质的含量十分丰富，而一旦摄入过多富含蛋白质的物质会不利于保护机体内环境的平衡，使肾脏的负担加重，这样不利于控制糖尿病的病情。

❷糖尿病患者如果长期过量进食鱿鱼，会引起病情的加速恶化，应该少吃或不吃鱿鱼。

墨鱼

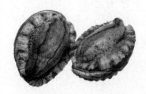

禁食墨鱼的原因 ▶

❶墨鱼中胆固醇含量很高，多食易加重糖尿病患者的脂质代谢紊乱，促使血脂转化为血糖，使血糖升高。

❷墨鱼中的钾含量很高，并发有肾病的糖尿病患者应禁食，对病情不利。

❸墨鱼属于"动风发物"，并发有皮肤瘙痒的糖尿病患者不宜食用。

鲍鱼

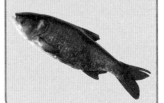

禁食鲍鱼的原因 ▶

❶鲍鱼中胆固醇的含量较高，糖尿病患者食用后容易使血糖升高。

❷鲍鱼的含钠量较高，糖尿病患者多食易造成血压升高，引发心脑血管并发症。

❸鲍鱼的肉较难消化，肠胃功能较弱的糖尿病患者应慎食。

胖头鱼

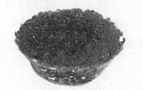

禁食胖头鱼的原因 ▶

❶胖头鱼性温，而糖尿病患者体质属阴虚内热型，多食会加重病情。

❷胖头鱼中磷与钾的含量较多，并发有肾病患者食用后会增加肾脏的负担。

❸胖头鱼多食会引发疮疥，并发有皮肤瘙痒的糖尿病患者忌食。

鱼子

禁食鱼子的原因 ▶

❶鱼子中富含碳水化合物，糖尿病患者食用后容易使血糖升高。

❷鱼子富含胆固醇，糖尿病患者多食可加重脂质代谢紊乱，升高血糖，影响病情。

❸鱼子很难消化，肠胃功能不好的糖尿病患者食之更难消化。

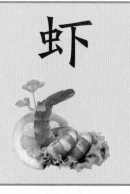

禁食虾的原因 ▶

❶虾中胆固醇的含量较高，每100克中含胆固醇240毫克，糖尿病患者食用后容易使血糖升高，甚至引发心脑血管并发症，故不宜食用。

❷虾中钾、磷的含量较高，糖尿病患者食用后会增加肾脏的负担，特别是并发有肾脏病的糖尿病患者应禁食。

❸虾属于"动风发物"，并发有皮肤瘙痒的糖尿病患者应少食或不食。

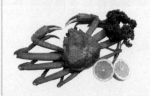

禁食螃蟹的原因 ▶

❶螃蟹中的胆固醇含量很高，过多食用，不利于糖尿病患者控制血糖。

❷螃蟹性质寒凉，糖尿病患者多伴有肠胃功能虚弱症状，食用后容易引起腹泻等。

❸螃蟹属于发物，并发有皮肤瘙痒的糖尿病患者应尽量不吃螃蟹。

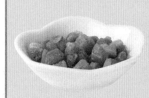

禁食干贝的原因 ▶

❶干贝是扇贝的干制品，富含蛋白质、碳水化合物以及其他多种营养元素，糖尿病患者长期进食这些富含碳水化合物的食物，容易使血糖升高，反而不利于控制病情。

❷并发有高胆固醇的糖尿病患者应该忌食干贝，防止血脂和胆固醇等升高。

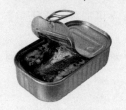

禁食鲮鱼罐头的原因 ▶

❶鲮鱼中含有丰富的蛋白质，糖尿病患者可以适当食用，但不宜过量。

❷罐头在制作过程中会加入盐和大量的油等，糖尿病患者不适宜摄入热量过多以及含盐过多的食物。否则既不利于体重的控制，也不利于患者本身，反而容易加重病情，所以应尽量少食。

蔬菜

韭菜

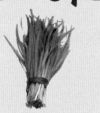

禁食韭菜的原因 ▶

❶韭菜性温，有温肾助阳的功效，适合阳虚者食用，而早、中期糖尿病患者多属阴虚体质，故不宜过多食用。

❷韭菜能昏目，有眼部疾病者不适宜吃，否则会加重病情，所以糖尿病并发眼部疾病的患者更要禁吃。

❸韭菜的含钾量较高，每100克中含钾247毫克，糖尿病并发肾病的患者需慎食。

土豆

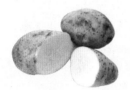

禁食土豆的原因 ▶

❶土豆含淀粉量较高，糖尿病患者不宜多吃，食用时应该相对减少主食的进食量。

❷土豆中钾的含量很高，糖尿病并发肾病的患者食用后会增加肾脏负担，引起高钾血症。

❸土豆属于中等血糖生成指数食物，食用后较容易使血糖升高。

芋头

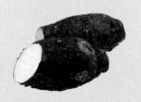

禁食芋头的原因 ▶

❶芋头含淀粉量特别丰富，每100克芋头中可含69.6克的淀粉，而淀粉在体内易转化成葡萄糖，糖尿病患者应慎食。

❷芋头含有黏性多糖类物质，极易被消化和吸收，从而引起血糖快速上升，使血糖更难控制。

❸芋头的含钾量较高，糖尿病并发肾病的患者多食可能致钾堆积从而引起高钾血症。

毛豆

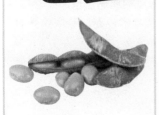

禁食毛豆的原因 ▶

❶毛豆中含有丰富的碳水化合物，糖尿病患者不宜食用碳水化合物过高的食物，因为碳水化合物进入人体血液后，会导致血糖水平升高，不利于糖尿病患者对血糖的控制。

❷毛豆属于不易消化的食物，糖尿病患者食用会出现腹胀等症状，不利于糖尿病病情的控制。

大葱

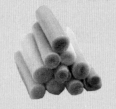

禁食大葱的原因 ▶

❶大葱，是葱的一种，性微温。糖尿病患者体质是阴虚内热型的，多食对病情不利。

❷大葱中还含有挥发油和脂肪，糖尿病患者如果过多进食，会导致摄入的热量过多，从而影响病情，不利于血糖的控制。

马蹄

禁食马蹄的原因 ▶

❶马蹄口感甜脆，含有较多的蛋白质、脂肪，而且淀粉的含量也较高，不利于糖尿病病情的控制，糖尿病患者应该尽量不吃。

❷马蹄中含有淀粉较多，食用后淀粉容易转化为葡萄糖，使血糖升高，对病情不利。

百合

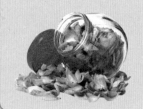

禁食百合的原因 ▶

❶百合中淀粉的含量较高，食用后容易转化为葡萄糖，使血糖升高。

❷人们常食用干百合，而干百合无论是热量还是淀粉的含量均比鲜百合高，因此，干百合更不适宜糖尿病患者食用。

❸百合的含钾量极高，每100克中含钾510毫克，糖尿病并发肾病的患者尤其要注意。

雪里蕻

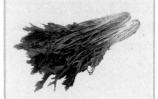

禁食雪里蕻的原因 ▶

❶糖尿病患者多属阴虚火旺体质，而雪里蕻性温，糖尿病患者长期食用可积温成热，加重糖尿病病情。

❷雪里蕻常常被腌制成咸菜，含盐量较高，糖尿病患者特别是并发有高血压病的患者要慎食。

❸雪里蕻中的含钾量较高，糖尿病并发有肾病的患者要慎食。

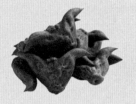

菱角

禁食菱角的原因 ▶

❶菱角的淀粉含量较高，容易使血糖升高，研究表明，每天吃三颗菱角，就要少吃一口饭，所以糖尿病患者要慎食。

❷菱角中钾的含量较高，糖尿病并发肾病患者不能多食，以免增加肾脏的负担，影响病情。

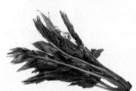

香椿

禁食香椿的原因 ▶

❶香椿有助阳的功效，适合阳虚者食用，而糖尿病这类阴虚、燥热的患者，食用香椿只会加重肝火，影响病情，应忌食。

❷香椿虽有润肤明目的功效，但多食可能会导致青光眼等眼疾，所以糖尿病并发眼疾的患者，应少吃香椿。

❸香椿的钾、磷含量较高，多食会加重肾脏的负担，糖尿病并发有肾病的患者应慎食。

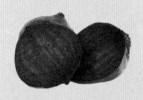

甜菜

禁食甜菜的原因 ▶

❶甜菜中碳水化合物的含量较高，糖尿病患者食用后，可引起血糖升高，须慎食。

❷甜菜的血糖生成指数为64，属于中等血糖生成指数食物，食用后会使血糖快速升高，所以糖尿病患者应尽量不吃。

❸甜菜的含钾量较高，每100克中含钾254毫克，糖尿病并发肾病的患者要慎食。

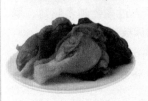

酸菜

禁食酸菜的原因 ▶

❶酸菜在腌制的过程中，其中具有促进胰岛素分泌、保护血管壁作用的维生素C已被破坏掉，糖尿病患者多食无益。

❷酸菜含有亚硝酸盐，食用过多，可出现恶心呕吐、头痛头晕、皮肤和嘴唇呈青紫色等中毒症状，会加重糖尿病病情。

水果 ▶

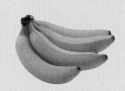

禁食香蕉的原因 ▶

❶香蕉含糖量高达21%，而且以葡萄糖和果糖等单糖为主，极易被吸收，使血糖迅速上升。

❷香蕉属于高钾水果，每100克中含钾256毫克，会加重糖尿病患者的肾脏负担。

❸脾胃虚寒、便溏腹泻、胃酸过多者均不适宜吃香蕉，糖尿病患者有腹泻症状的应该忌食香蕉。

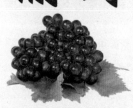

禁食葡萄的原因 ▶

❶中医认为，多食葡萄易生内热，故糖尿病有"消渴"症状之人应忌食。

❷葡萄中富含葡萄糖，过多食用后容易导致血糖快速上升，不利于病情的控制。

❸葡萄中富含钾，糖尿病患者，特别是并发有肾病者不宜食用。

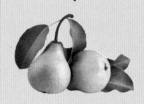

禁食梨的原因 ▶

❶梨的含糖量较高，且以葡萄糖和果糖为主，易被人体吸收，糖尿病患者过多食用后，容易导致血糖快速升高，不利于病情的控制。

❷梨性偏凉，多食会伤肠胃，伴有肠胃功能虚弱症状的糖尿病患者应慎食。

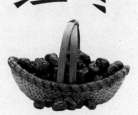

禁食红枣的原因 ▶

❶红枣中含糖量很高，在干品中可达60%以上，糖尿病患者如食用过多，会升高血糖，不利于病情控制。

❷红枣含膳食纤维较高，一次摄入过多会刺激肠胃，导致肠胃不适，肠胃功能较弱的糖尿病患者应慎食。

❸干品红枣含钾极多，每100克中的含量可达524毫克，糖尿病患者的肾脏功能多较弱，多食红枣无疑是增加了肾脏的负担，对其病情不利。

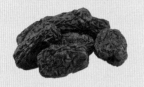

禁食黑枣的原因 ▶

❶黑枣性温热，易加重糖尿病患者阴虚火旺症状，应少食或不食。

❷黑枣的热量较高，含糖量也很高，易使血糖升高，不利于糖尿病的病情控制。

❸黑枣中钾的含量极高，食用后易使存在钾、磷代谢障碍的糖尿病并发肾病患者出现高血钾等症状，影响糖尿病病情。

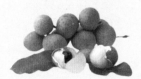

禁食桂圆的原因 ▶

❶桂圆性质温热，食用后易加重糖尿病患者阴虚火旺的病情。

❷桂圆中葡萄糖的含量高达25%，易升高血糖，糖尿病患者应尽量不吃。

❸桂圆的血糖生成指数很高，容易使血糖快速升高。

❹桂圆中钾的含量丰富，过多食用会增加糖尿病患者的肾脏负担。

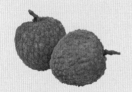

禁食荔枝的原因 ▶

❶荔枝性质温热，过多食用，易助热上火，加重糖尿病患者的病情。

❷荔枝中葡萄糖含量高达66%，果糖和蔗糖的含量也很高，易使血糖升高。

❸荔枝属于高血糖生成指数食物，可使血糖快速升高，不利于糖尿病的病情控制。

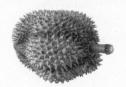

禁食榴莲的原因 ▶

❶榴莲中含热量以及糖分较高，易升高血糖。

❷榴莲的血糖生成指数较高，糖分易被吸收从而使血糖迅速升高，糖尿病患者要忌吃。

❸榴莲性质温热，过多食用可加重糖尿病患者阴虚火旺病情。

❹榴莲属于高钾水果，每100克榴莲中含钾261毫克，多食不利于糖尿病并发肾病患者的病情。

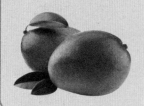

禁食芒果的原因 ▶

❶芒果的血糖生成指数很高，容易使血糖快速升高，糖尿病患者应忌食。

❷芒果的果肉属凉性，肠胃虚寒的糖尿病患者应禁食。

❸芒果中钾的含量较高，并发有肾病的糖尿病患者应禁食，不利于病情恢复。

❹芒果属于"发物"，并发有皮肤瘙痒的糖尿病患者应禁食，不利于病情恢复。

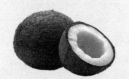

禁食椰子的原因 ▶

❶椰子的含糖量很高，且主要是葡萄糖、果糖和蔗糖，这些糖分极易被吸收从而使血糖快速升高。

❷椰子的脂肪含量较高，多食不利于血糖和体重的控制。

❸椰子中的钾含量极高，并发有肾病的糖尿病患者应禁食，不利于病情恢复。

❹椰子的含钠量也很高，多食可致水肿甚至引发高血压病，对有高血压症状的糖尿病患者不利。

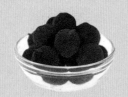

禁食杨梅的原因 ▶

❶中医认为，杨梅多食可上火，而糖尿病属于阴虚内热体质，所以应慎食。

❷杨梅对胃黏膜有刺激作用，并且其富含果酸，可使蛋白质凝固，影响消化吸收，肠胃不好的糖尿病患者应忌食。

❸杨梅的含钾量较高，并发有肾病的糖尿病患者应慎食，否则不利于病情恢复。

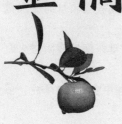

禁食金橘的原因 ▶

❶金橘性温，多食易助热上火，加重糖尿病患者阴虚火旺的症状，不利于病情控制。

❷金橘的含糖量高，过多食用容易导致血糖升高，不利于血糖控制。

❸金橘的含钾量高，对并发有肾病的糖尿病患者不利，不利于病情恢复。

芦柑

禁食芦柑的原因 ▶

❶芦柑中富含维生素，但同时含糖量也较高，而糖尿病患者一旦进食过多含糖分高的食物，会使血糖波动较大，或持久停留在一个高血糖的状态，对病情有很大的负面影响。

❷糖尿病患者如果过多食用芦柑会在短时间内导致血糖代谢紊乱，从而使糖从肾脏中排出，加重糖尿病病情，因此不宜多吃芦柑。

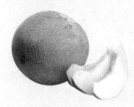

甜瓜

禁食甜瓜的原因 ▶

❶甜瓜性质寒凉，糖尿病患者自身免疫力较弱，多食易导致腹泻等，特别是肠胃虚寒的糖尿病患者不宜食用，不利于病情恢复。

❷甜瓜的含钾量较高，并发有肾病的糖尿病患者存在钾、磷代谢障碍，易发生高钾血症，否则不利于病情恢复，应慎食。

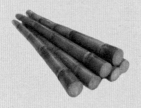

甘蔗

禁食甘蔗的原因 ▶

❶甘蔗中含糖量高达12%，且主要以蔗糖、葡萄糖和果糖为主，是制作糖类的主要原料，食用后容易被吸收，使血糖快速升高，因此糖尿病患者应忌食，否则不利于病情恢复。

❷甘蔗属寒性水果，多食易造成腹泻，对于肠胃虚寒的糖尿病患者尤为不利。

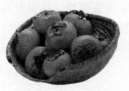

柿子

禁食柿子的原因 ▶

❶柿子中的含糖量极高，每100克熟柿子中含糖可达5～20克，且主要是葡萄糖、蔗糖和果糖，能使血糖快速上升。

❷柿子性寒，肠胃虚寒的糖尿病患者多食易造成腹泻，有腹泻症状的糖尿病患者应忌食。

❸柿子常被制成柿饼，其含糖量也很高，糖尿病患者应禁食，否则不利于病情恢复。

坚果 ▶

甜杏仁

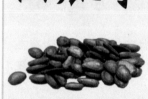

禁食甜杏仁的原因 ▶

❶甜杏仁中富含蛋白质、脂肪、糖类、碳水化合物和热量，过多食用，不利于糖尿病患者维持血糖平衡，更不利于病情恢复。

❷甜杏仁中含有较多的糖，对糖尿病患者来说，过多地摄入含糖较高的食品是对病情存在不利影响的，所以糖尿病患者应禁食甜杏仁。

西瓜子

禁食西瓜子的原因 ▶

❶西瓜子是含丰富脂肪酸的植物种子，是一种高热量、高脂肪的食品，所含热量比同等重量的猪肉还要高上好几倍，大量食用不利于糖尿病患者对体重和血脂的控制。

❷长时间不停地磕西瓜子会伤津液，导致口干舌燥，容易磨破口腔、生疮，而且西瓜子通常添加了盐和其他味料做成，吃太多容易伤肾，影响糖尿病的治疗。

榛子

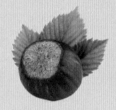

禁食榛子的原因 ▶

❶榛子被称为"坚果之王"，以富含油脂和蛋白质著称，可以帮助身体虚弱的人群进补、滋养，但是不适宜糖尿病患者长期食用，因为摄入过多油脂会加重糖尿病患者的病情。

❷榛子中的钾含量较高，过多食用容易加重存在钾代谢障碍的糖尿病患者的身体负担，故应少食为宜。

炒葵花子

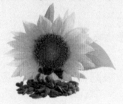

禁食炒葵花子的原因 ▶

❶炒葵花子中含有大量的蛋白质，还有较多的油脂，大量食用不仅可使人体内热量大为增加，而且会使血脂升高。其中一部分的血脂还可以转化为葡萄糖，从而升高血糖。因此糖尿病患者要忌食炒葵花子。

❷炒制的葵花子热量高，食用后容易助热上火，不利于糖尿病患者病情的控制。

可乐

▌禁喝可乐的原因 ▶

❶可乐的营养低、热量高，既容易诱发肥胖，也不利于血糖控制。

❷可乐主要含精制糖，这种糖在人体中可不经任何转化而直接被人体吸收，从而使血糖快速升高。

❸可乐中的焦糖色素等可能导致胰岛素抵抗，从而诱发血糖升高。

雪碧

▌禁喝雪碧的原因 ▶

❶雪碧是汽水的一种，它的主要成分是白砂糖和果葡萄浆，而糖尿病患者不宜摄入糖分过多，否则对身体的血糖控制不利。

❷雪碧中含有食品添加剂和香精，这些都是糖尿病患者所不允许摄入的，因为很有可能摄入后会引起血糖上升，对健康不利。

果汁饮品

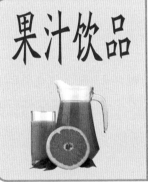

▌禁喝果汁饮品的原因 ▶

❶果汁饮品就是以水果作为原料经过压榨和离心的方法从而萃取的汁液。大部分的果汁饮品里面都含有较大的糖量，而且有一些水果是糖尿病患者所不宜进食的，比如说香蕉、葡萄，所以相应的，香蕉汁和葡萄汁这一类果汁饮品糖尿病患者也应该禁止食用。

❷许多果汁饮品中含有添加剂和香精，过多饮用后会影响糖尿病患者的健康。

啤酒

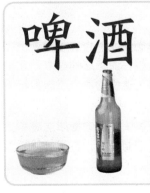

▌禁喝啤酒的原因 ▶

❶每1000克啤酒中含有的热量虽然不高，但是人们饮啤酒的量一般较多，如此则不利于血糖控制。

❷酒精会损害人体的胰腺，使胰岛素的分泌过量或缺乏，造成低血糖或高血糖。

❸啤酒由麦芽经糖化作用酿造而成，含大量麦芽糖成分，糖尿病患者不宜饮用。

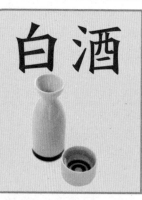

禁食白酒的原因 ▶

❶白酒性烈火热，糖尿病等阴虚火旺者不宜饮用。

❷白酒中的甲醇成分容易加重糖尿病患者的周围神经损害，应少饮。

❸白酒的热量高，过多饮用可致肥胖，增加心脑血管并发症的风险。

❹白酒会抑制肝糖原分解和糖异生作用，对血糖的控制不利，应少饮。

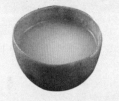

禁食糯米酒的原因 ▶

❶糯米酒在制作过程中，淀粉转化成了单糖和低聚糖，更加容易被人体吸收，使血糖升高，会加重糖尿病患者的病情。

❷糯米酒的热量较高，糖尿病患者过多饮用，不利于血糖和体重的控制，更不利于病情的控制，因此应少饮为宜，以免影响健康。

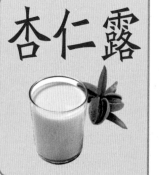

禁食杏仁露的原因 ▶

❶杏仁露是以杏仁作为原料制成的奶装饮料，人们经常把杏仁奶作为普通牛奶的替代品，但对糖尿病患者来说是不可以的，因为甜杏仁中本身就含有较多的蛋白质和铁等元素，过多食用可能诱发糖尿病的并发症，不利于患者的健康。

❷杏仁露中添加了糖分，容易影响糖尿病患者的血糖含量，因此应少食或不食。

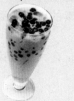

禁食珍珠奶茶的原因 ▶

❶奶茶一般都是由牛奶和红茶混制而成的，但是奶茶中可能还含有果粉、甜蜜素以及香精，而糖尿病患者不宜摄入果粉、甜蜜素以及香精，因为这些物质会引起血糖的上升。

❷对已患有肝肾疾病或具有潜在发生可能的糖尿病患者来说，饮用珍珠奶茶极其不利于控制病情，甚至可能是雪上加霜。

调料

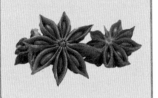

禁食大料的原因

❶大料，俗称为八角，其钾的含量较高，而糖尿病并发有肾病的患者存在有钾、磷的代谢障碍的现象，如摄入过多，无疑会增加肾脏的负担，有加重糖尿病的可能，因此应忌食。

❷大料是制作五香粉的原料，性温味辛，糖尿病患者过多食用，容易加重身体负担，因此应少食。

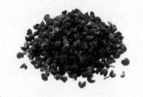

禁食花椒的原因

❶花椒是日常生活中常用的一种调味料，性温，有温中散寒的作用，但还带有强烈刺激性，是大辛之物，过多食用容易导致上火，且糖尿病患者属于阴虚火旺体质，所以不宜进食花椒。

❷花椒过多食用，容易消耗肠道中的水分，造成便秘，还容易动火、耗气，因此糖尿病患者不宜食用。

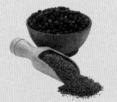

禁食胡椒的原因

❶胡椒性质温热，过多食用容易耗气伤阴、发疮损目，而糖尿病患者多属于阴虚火旺体质，食用胡椒会加重症状，因此应忌食。

❷胡椒含碳水化合物较高，进食后不利于血糖的控制。因此，糖尿病患者应忌食胡椒。

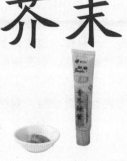

禁食芥末的原因

❶芥末微苦，辛辣，有芳香，对口舌有强烈刺激，对味觉和嗅觉都有刺激作用。而且其主要的成分就是芥子油，含有的热量较多。过多进食芥末会引起血糖波动过大，对糖尿病患者健康不利。

❷芥末中含有油脂，其脂肪含量较多，不利于糖尿病患者的病情控制，因此应少食或不食。

果酱

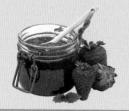

禁食果酱的原因 ▶

❶果酱通常是把水果、糖及酸度调节剂混合经高温熬制而成的,除了水果中的果糖外,还加入了砂糖、蜂蜜等。市面上所售的"无糖"果酱虽然在生产过程中不再加入糖分,但是食品原料水果的糖分仍在,糖尿病患者应慎食。

❷果酱中包含了一定的盐分,过多食用容易诱发糖尿病的并发症。

五香粉

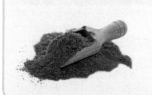

禁食五香粉的原因 ▶

❶五香粉就是用超过五种香料研磨制成的粉状混合调料,口味辛辣,含有盐和热量都较多,而糖尿病患者对盐和热量的摄入都要控制在一个范围内,不宜过多地食用含盐分较高和热量较高的食品,因为可能会诱发其他并发症,不利于维持血糖的一个平衡状态。

❷五香粉口味辛辣,食用后容易助热上火,对糖尿病患者不利,应忌食。

花生酱

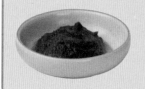

禁食花生酱的原因 ▶

❶花生酱是以花生作为原料制成的,含有较高的热量,而过多热量的摄入容易使血糖升高,引起肥胖,不利于糖尿病的病情。

❷花生酱是经过加工而成的,其中含有大量油脂,脂肪含量较高,不利于控制血糖稳定,还容易引起脂质代谢紊乱,因此不适合糖尿病患者食用。

芝麻酱

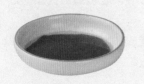

禁食芝麻酱的原因 ▶

❶芝麻酱就是将芝麻炒熟、磨碎制成的酱。芝麻酱中含有的脂肪、蛋白质和热量都比较多,一旦摄入过多,血糖控制会出现不稳定,常引起脂质代谢紊乱,出现高脂血症。

❷芝麻酱是经过加工而成的,其中含有大量油脂,对糖尿病患者的病情控制不利。

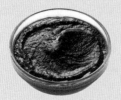

禁食甜面酱的原因 ▶

❶甜面酱，又叫甜酱，是以面粉作为主要原料制成的。而面粉含有较多的碳水化合物，糖尿病患者食用后会使血糖升高，不利于糖尿病的控制。因此糖尿病患者应该少进食甜面酱为宜。

❷甜面酱之所以会甜，来源于发酵过程中产生的麦芽糖、葡萄糖等物质，食用后容易影响血糖，对糖尿病患者不利。

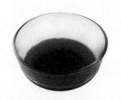

禁食辣椒油的原因 ▶

❶辣椒油的制作程序并不复杂，一般都是将辣椒和其他配料经油炸所得。但由于含有的脂肪过多，糖尿病患者一旦食用过量会造成血糖失衡，也有可能引起肥胖症等疾病。

❷辣椒油是大辛大热之品，会剧烈刺激胃黏膜，引起胃痛、腹泻并使肛门烧灼刺痛，对有腹泻症状的糖尿病患者不利，应慎食。

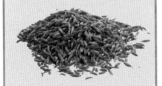

禁食茴香籽的原因 ▶

❶糖尿病患者应忌食助热上火、香燥伤阴的食物，而茴香籽性温，味辛，主发表，正属于此类食物，所以不宜食用。

❷经常食用茴香籽，会有损伤视力的副作用，这对于糖尿病并发眼病患者无疑是雪上加霜，所以应尽量少吃或不吃。

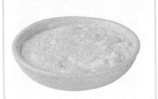

禁食食用碱的原因 ▶

❶食用碱并不是一种食物，而是人们在制作面包、馒头的时候所加入的一种调味料，也作为食品疏松剂使用。但是食用碱性热，糖尿病人长期摄入会助热上火，于病情的控制无益。

❷食用碱对食物中的维生素B_1、维生素B_2和维生素C有较强的破坏作用，且本身不含什么营养，对糖尿病患者的病情没有帮助。

其他 ▶

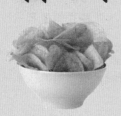

禁食薯片的原因 ▶

❶薯片属于高热量、血糖生成指数较高的食物，糖尿病患者不宜食用。

❷薯片中含有致癌物丙烯酰胺，过量食用会使丙烯酰胺大量堆积，增加糖尿病患者患癌症的风险。

❸薯片的口味多是用盐等调制的，长期食用的话易患心血管疾病，所以糖尿病患者更应慎食。

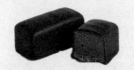

禁食巧克力的原因 ▶

❶巧克力是一种典型的含有热量较多的食品，人们常把它当成一种补充能量的零食，但是巧克力不适合糖尿病人过多地食用，因为热量一旦摄入过多，就会引发体重增加的问题，这很有可能会引起其他的并发症。

❷巧克力是经过加工制成的，其中含有较多的糖分，食用后容易使血糖升高，因此不适合糖尿病患者食用。

禁食冰激凌的原因 ▶

❶冰激凌的热量不低，糖尿病患者食用后，容易引起血糖上升。

❷冰淇淋中含有的糖分分为乳糖、果糖和蔗糖，糖尿病患者食用后可使血糖迅速升高。

❸冰淇淋中含有的反式脂肪酸会降低高密度脂蛋白胆固醇，增加患冠心病的风险。

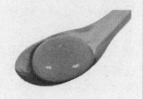

禁食鸡蛋黄的原因 ▶

❶鸡蛋黄中含有丰富的三酰甘油，过量食用，容易导致糖尿病患者体内的脂质代谢紊乱加重，不利于血糖控制，应忌食。

❷鸡蛋黄中的胆固醇含量极高，糖尿病患者过量食用后，容易诱发高脂血症、动脉硬化等心脑血管并发症，对健康不利。

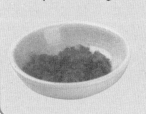

鸭蛋黄

禁食鸭蛋黄的原因

❶鸭蛋黄的热量很高，多余的热量摄入可使血糖上升，不利于糖尿病患者的病情。

❷鸭蛋黄的胆固醇含量极高，过食可加重糖尿病患者的脂质代谢紊乱，促使脂肪转化为血糖，使血糖升高。

❸鸭蛋黄中饱和脂肪酸含量较高，而饱和脂肪酸与胆固醇结合沉淀于血管壁，容易诱发动脉硬化等心脑血管并发症。

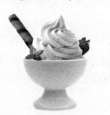

奶油

禁食奶油的原因

❶奶油的热量和脂肪含量都极高，容易引起肥胖，不利于糖尿病患者的血糖控制。

❷奶油中含有大量的胆固醇和饱和脂肪酸，容易结合沉淀于血管壁，引发动脉硬化、冠心病等心脑血管并发症，糖尿病患者应忌食。

❸奶油中的含钾量较高，并发有肾病的糖尿病患者应慎食。

黄油

禁食黄油的原因

❶黄油的主要成分是脂肪，其热量极高，食用后，易使血糖升高，引起肥胖，所以糖尿病患者尤其是肥胖型的糖尿病患者不宜食用。

❷黄油中饱和脂肪酸和胆固醇的含量很高，过多食用后，容易引发动脉硬化等并发症，故糖尿病患者不宜食用，否则对健康不利。

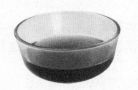

猪油(炼)

禁食猪油(炼)的原因

❶猪油的热量极高，容易使人发胖，也会使血糖快速升高，肥胖型的糖尿病患者尤其要忌食，否则不利于病情的控制和稳定。

❷猪油中的饱和脂肪酸和胆固醇的含量均很高，糖尿病患者食用后，容易增加患动脉硬化等心血管并发症的风险，对健康不利。

牛油(炼)

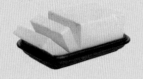

禁食牛油(炼)的原因 ▶

❶牛油中的脂肪含量和热量都极高，糖尿病患者食用后，容易引起体重增加和血糖升高等症状，不利于病情控制，应忌食。

❷牛油中的胆固醇含量和饱和脂肪酸含量都很高，糖尿病患者过多食用，容易引起冠心病、动脉硬化等并发症，对健康不利。

蜜饯

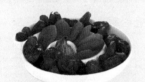

禁食蜜饯的原因 ▶

❶蜜饯中的含糖量很高，最高可达70%，糖尿病患者食用后，容易导致血糖快速升高，不利于血糖的控制，应该忌食。

❷部分蜜饯是由盐渍加工而成的，含较多的盐分，有的还添加了防腐剂和色素等，增加了糖尿病并发其他疾病的风险。

绿豆糕

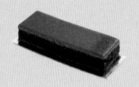

禁食绿豆糕的原因 ▶

❶绿豆糕热量较高，多食容易使人肥胖，尤其是肥胖型糖尿病患者应该忌食。

❷绿豆糕中的含糖量较高，容易使血糖升高，对糖尿病患者不利。

❸绿豆糕中钾的含量也较高，易使糖尿病并发肾病的患者引发高钾血症。因此，糖尿病患者应忌食绿豆糕。

蜂蜜

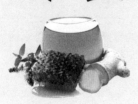

禁食蜂蜜的原因 ▶

❶蜂蜜中碳水化合物的含量很高，热量也较高，糖尿病患者食用后，容易引起高血糖，也不利于体重控制，因此应少食或不食。

❷蜂蜜中所含有的糖分以葡萄糖和果糖为主，二者均为单糖，可不经过任何转化而被人体直接吸收，迅速升高血糖。

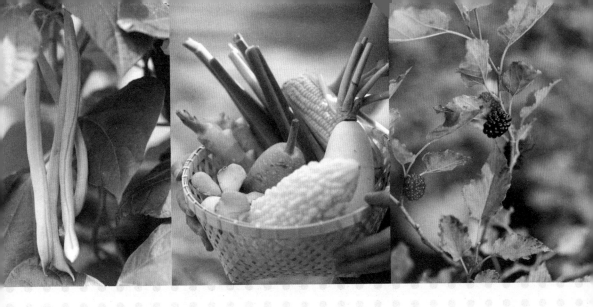

Part 3
患了糖尿病，得注意多补充以下营养素

很多食物中含有丰富的维生素B₁、维生素B₂、维生素C以及铬、镁、锌等微量元素，这些都是对糖尿病患者有益的营养元素。如铬能参与糖类的代谢作用，促进胰岛素作用，负责调节人体糖的代谢，同时维持正常的葡萄糖耐量，有助于血糖值的稳定。所以通过饮食疗法，糖尿病患者可以在很大程度上控制、缓解病情，使血糖、血脂指标，达到或接近正常值。

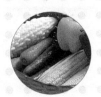 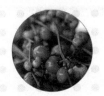 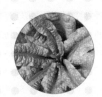 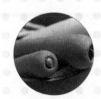

维生素A

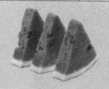

降糖功能	具有抗氧化作用，能够对抗破坏胰岛素的自由基，稳定胰岛素水平，进而控制血糖水平，特别是对Ⅰ型糖尿病影响极大。
缺乏症状	维生素A缺乏的全身症状有消瘦、皮肤干燥、失去弹性、声音嘶哑等。如并发感染可发展为全眼球炎，最终失明。
补充维生素A的最佳食物	带鱼（见P162）、鲫鱼（见P154）、鳝鱼（见P164）、蛤蜊（见P167）、牛奶（见P173）、胡萝卜（见P96）、菠菜（见P82）、苹果（见P120）、樱桃（见P121）、西瓜（见P127）等。
补给须知	在烹调富含维生素A的食物时，要在油中翻炒几下，或与肉类同炖，能提高维生素A的吸收率。

维生素B$_1$

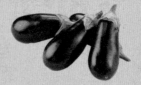

降糖功能	有维持正常糖代谢和神经传导的功能，可预防并发微血管病变和肾病。
缺乏症状	硫胺素（维生素B$_1$）缺乏可导致多发性神经炎、肌肉乏力和疼痛等脚气病症状。
补充维生素B$_1$的最佳食物	黑米（见P69）、大白菜（见P79）、小白菜（见P80）、茄子（见P110）、芹菜（见P18）、豌豆（见P74）、花生（见P138）、菠萝（见P124）、山楂（见P122）、橙子（见P131）、柑橘（见P130）、李子（见P126）、石榴（见P134）等。
补给须知	用开水煮粥或蒸米饭，可减少谷类中维生素B$_1$的损失。

维生素B₂

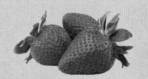

降糖功能	维生素B₂都是水溶性维生素，具有协同作用，能调节新陈代谢，帮助糖类的分解与代谢，进而控制血糖。
缺乏症状	维生素B₂欠缺会导致口腔、唇、皮肤、生殖器的炎症和机能障碍。
补充维生素B₂的最佳食物	薏米（见P68）、燕麦（见P71）、小米（见P67）、玉米（见P66）、石榴（见P134）、李子（见P126）、草莓（见P123）、火龙果（见P136）、猪肉（见P144）、鳝鱼（见P164）、紫菜（见P153）等。
补给须知	在冬季尤其要注意补充维生素B₂。

维生素B₆

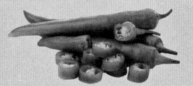

降糖功能	维生素B₆对血糖的控制有一定作用，另外可以减轻神经疾病的症状。
缺乏症状	缺乏维生素B₆会出现血糖升高的现象，伴随食欲不振、呕吐、下痢等毛病，严重缺乏时会有粉刺、贫血、关节炎、痉挛、忧郁、头痛、掉发、神经衰弱等现象。
补充维生素B₆的最佳食物	胡萝卜（见P96）、牛奶（见P173）、菠菜（见P82）、豌豆（见P74）、玉米（见P66）、咖喱（见P180）、土鸡肉（见P147）、芹菜（见P78）、乌鸡（见P148）、牛瘦肉（见P146）、鳕鱼（见P160）等。
补给须知	淘米时不宜用手搓米，并且淘米的次数不宜多，不然米中的维生素B₆会损失。

维生素C

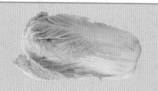

降糖功能	能够清除对人体有害的自由基，增强胰岛素的功能，调节糖代谢，预防糖尿病并发神经和血管病变。
缺乏症状	维生素C缺乏会影响到葡萄糖耐量，还会影响身体的新陈代谢，导致坏血病等症。
补充维生素C的最佳食物	橙子（见P131）、柠檬（见P129）、石榴（见P134）、西瓜（见P127）、大白菜（见P79）、小白菜（见P80）、醋（见P179）、油菜（见P85）、大蒜（见P177）、菠菜（见P82）、芥蓝（见P87）、石榴（见P134）等。
补给须知	为减少维生素C的损失，最好吃新鲜的蔬菜、水果。

维生素E

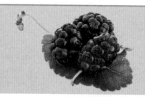

降糖功能	适量摄入维生素E，对早期糖尿病血管病变可起到辅助调养作用，维生素E还有助于预防一些并发症的发生，如视网膜病变及心脏病等。
缺乏症状	缺乏维生素E时，可出现四肢乏力，易出汗，皮肤干燥症状，还会加速细胞的变异、老化和死亡，提早衰老。
补充维生素E的最佳食物	核桃（见P140）、花生（见P138）、桑葚（见P132）、豆腐（见P77）、豆浆（见P174）、黄豆（见P72）、黑豆（见P75）、红小豆（见P76）、板栗（见P142）等。
补给须知	在进食富含维生素E的食物时宜同时吃谷类、肉、鱼及奶类等硒含量较为丰富的食物，能促进维生素E的吸收。

钙

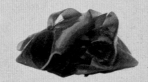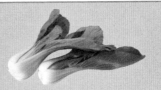

降糖功能	钙有刺激胰岛 β 细胞的作用，能够促进胰岛素的正常分泌，同时还能避免骨质疏松。
缺乏症状	糖尿病患者在大量排出钙的同时，骨骼中的磷、镁也随之丢失。低镁会刺激颈部的甲状旁腺分泌，促使骨骼中的钙质释放，使骨量减少，导致骨质疏松。
补充钙的最佳食物	海带（见P152）、紫菜（见P153）、海参（见P168）、菠菜（见P82）、牛奶（见P123）、酸奶（见P172）、土鸡肉（见P147）、牛瘦肉（见P146）、芹菜（见P78）、油菜（见P85）、胡萝卜（见P46）、豆腐（见P77）等。
补给须知	补充钙的同时要注意补充维生素D，才能更好地促进钙的吸收和利用。

镁

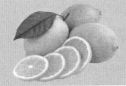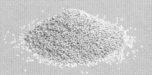

降糖功能	镁对胰岛素的作用和在血糖调节上扮演着极重要的角色，糖酵解、脂肪酸氧化、蛋白质的合成等都需要镁参加。
缺乏症状	缺乏镁元素时，患者会表现出厌食、恶心、呕吐、衰弱及表情淡漠等症，严重时还会有记忆力减退、精神紧张、易激动、神志不清、烦躁不安等症状。
补充镁的最佳食物	荞麦（见P70）、油菜（见P85）、茄子（见P110）、白萝卜（见P95）、柠檬（见P129）、柑橘（见P130）、小米（见P67）、玉米（见P66）、黄豆（见P72）、豌豆（见P74）、紫菜（见P153）、海参（见P168）、蛤蜊（见P167）等。
补给须知	吃富含镁的食物时，不要一起吃高脂肪食物，否则会影响镁的吸收。

锌

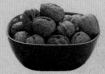 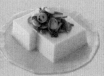

降糖功能	锌是胰岛素的重要组成部分，能改善胰岛素的活性，还可以控制血糖浓度。
缺乏症状	锌的缺乏是机体代谢消耗和排泄、流汗丢失所导致的，而锌对糖尿病患者而言很重要，如果缺乏或太少，可引起代谢紊乱。
补充锌的最佳食物	花生（见P138）、核桃（见P140）、苹果（见P120）、豆腐（见P77）、黄豆（见P72）、大白菜（见P79）、桑葚（见P132）、紫菜（见P153）、蛤蜊（见P167）、牛奶（见P173）、牛瘦肉（见P146）等。
补给须知	吃富含锌的食物时宜同时吃含钙与镁的食物，可促进锌的吸收和利用。

铬

降糖功能	铬是葡萄糖耐量因子不可缺少的必要成分，血清中铬的含量也同时反映出血清中胰岛素的含量，所以补铬可以降血糖。
缺乏症状	缺铬是导致糖尿病最为主要的原因，严重的会导致白内障、失明、尿毒症、冠心病等并发症。
补充铬的最佳食物	荞麦（见P70）、苹果（见P120）、牛瘦肉（见P146）、土鸡肉（见P147）、胡萝卜（见P96）、柑橘（见P130）、菠菜（见P82）、草莓（见P123）、牛奶（见P173）、大白菜（见P79）、红茶（见P176）、牡蛎（见P169）等。
补给须知	含铬的食物与含铁的食物不宜一同吃，否则会影响吸收。

硒

降糖功能	硒具有类似胰岛素的作用，可以调节体内的糖代谢，尤其能降低血糖和尿糖，改善糖尿病症状。
缺乏症状	脱发、脱甲，部分患者出现皮肤病变，少数患者可出现神经症状及牙齿损害。
补充硒的最佳食物	金枪鱼（见P165）、花生（见P138）、大蒜（见P177）、芦笋（见P98）、金针菇（见P119）、海参（见P168）、燕麦（见P71）、西红柿（见P112）、洋葱（见P100）、菠菜（见P82）等。
补给须知	不能盲目补硒，每日补充200微克即可。

锰

降糖功能	对于胰岛素依赖型糖尿病患者，在补充锰之后，对胰岛素的需求量会降低。
缺乏症状	锰与糖代谢有关。缺锰胰腺发育不全，糖耐量异常，血糖升高，糖的利用率降低。
补充锰的最佳食物	花生（见P138）、核桃（见P140）、红茶（见P176）、黑木耳（见P114）、生姜（见P178）、鳝鱼（见P164）、莲子（见P139）、醋（见P179）、香菇（见P116）、紫菜（见P153）、桑葚（见P132）等。
补给须知	食补不宜过量。成年人的锰的适宜摄入量为3.5毫克/天，最高可耐受摄入量为10毫克/天。

铜

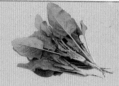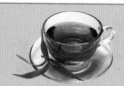

降糖功能	铜对血红蛋白的形成起活化作用，能促进铁的吸收和利用。
缺乏症状	如果体内缺乏铜，那么从葡萄糖转变来的山梨醇会累积在组织中，从而加速白内障、视网膜病变，以及神经病变和其他并发症的发生。
补充铜的最佳食物	荞麦（见P70）、牡蛎（见P169）、豆奶（见P175）、红茶（见P176）、核桃（见P140）、菠菜（见P82）、豆腐（见P77）、紫菜（见P153）、桑葚（见P132）、黑豆（见P75）、腰果（见P141）等。
补给须知	在补铜的同时，也可以适当补充锌、钙等，促进铜离子吸收。但是注意不要过补。

碳水化合物

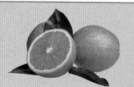

降糖功能	碳水化合物是构成机体组织不可缺少的重要成分，它能参与机体的新陈代谢过程，并在细胞内可以转化为其他物质，如脂肪、胆固醇等。
缺乏症状	碳水化合物过少体内脂肪蛋白质则分解。若每日摄入碳水化合物少于25克，体内脂肪分解增加，酮体产生增多，若胰岛素不足，酮体不能充分利用，则易引起酮症酸中毒。
补充碳水化合物的最佳食物	柠檬（见P129）、柑橘（见P130）、橙子（见P131）、西瓜（见P127）、草莓（见P123）、苹果（见P120）、樱桃（见P121）、山楂（见P122）、菠萝（见P124）、柚子（见P125）、木瓜（见P128）、莲藕（见P108）等。
补给须知	如果不是饭后1～1.5小时后运动，最好在运动前1小时，补充适量的碳水化合物。

膳食纤维

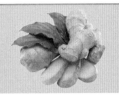

降糖功能	能延缓食物中葡萄糖的吸收，降低胰岛素需求量，减轻对胰岛细胞的负担，起到降低餐后血糖的作用。
缺乏症状	膳食纤维缺乏了，会使肠胃的蠕动速度减慢，从而使排便不畅，排便时间延长，粪便变少。
补充膳食纤维的最佳食物	黑米（见P69）、荞麦（见P70）、鳝鱼（见P164）、咖喱（见P180）、香菇（见P116）、黑木耳（见P114）、银耳（见P115）、桑葚（见P132）、紫菜（见P153）、生姜（见P178）、黄豆（见P72）、红茶（见P176）等。
补给须知	膳食纤维的摄入量不宜过多，否则会导致腹部不适，影响其他营养素的吸收。

蛋白质

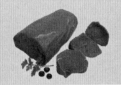

降糖功能	合理补充蛋白质，能修复身体损伤，平衡体内营养，增强机体抵抗力。
缺乏症状	糖尿病患者蛋白代谢紊乱，就会出现蛋白合成受阻、收支不平衡、入不敷出，以致出现负氮平衡，使抗病能力下降，诱发各种感染性疾病。
补充蛋白质的最佳食物	酸奶（见P172）、牛奶（见P173）、海参（见P168）、牛瘦肉（见P146）、豆腐（见P77）、猪脊骨（见P145）、猪肉（见P144）、黄豆（见P72）、黑豆（见P75）、土鸡肉（见P147）、紫菜（见P153）、金枪鱼（见P165）等。
补给须知	蛋白质摄入量超标，会给机体带来不利影响。

次亚麻油酸

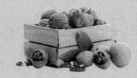

降糖功能	能降低血脂肪、抑制血小板凝集，并能扩张血管，降低血压。
缺乏症状	皮肤成鳞状、掉发、伤口不容易愈合等。
补充次亚麻油酸的最佳食物	花生（见P138）、核桃（见P140）、牛瘦肉（见P146）、牛奶（见P173）、马齿苋（见P86）、菠菜（见P82）、包菜（见P84）、鳕鱼（见P160）、三文鱼（见P166）等。
补给须知	食补不宜过量。

α–亚麻酸

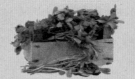

降糖功能	可促进胰岛素β细胞分泌胰岛素及使胰岛素在血液中维持稳定，提高胰岛素受体的敏感度。
缺乏症状	心、脑、血管吸收营养的能力会降低。
补充α–亚麻酸的最佳食物	花生（见P138）、核桃（见P140）、玉米（见P066）、松子（见P143）等。
补给须知	尽量避免高温煎炸，可在油中加适量维生素E。

ω–3脂肪酸

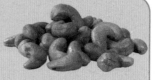

降糖功能	抑制炎症和缓解Ⅱ型糖尿病症状。
缺乏症状	脑力下降，记忆力减退。
补充ω–3脂肪酸的最佳食物	金枪鱼（见P165）、三文鱼（见P166）、鳕鱼（见P160）、核桃（见P140）、青鱼（见P159）、草鱼（见P156）、鲢鱼（见P163）、花生（见P138）、腰果（见P141）等。
补给须知	摄取过量，会导致出血或造成出血性中风。

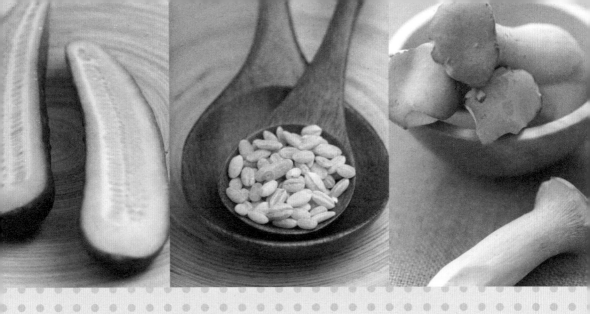

Part 4
患了糖尿病，还是有很多食物可以吃

　　掌握正确的饮食疗法需要选对合适的食物。不少食物的营养成分有降低血糖、防治糖尿病并发症的作用。如荞麦、燕麦等食物中含有的食物纤维，能够延迟胃排空和改变肠运转的时间，在肠内形成凝胶从而减慢葡萄糖的吸收速率，同时还有降低血清胆固醇的含量，减少胰岛素的需要量和增加胰岛素受体的敏感性等作用。

　　注：①本部分所列食材热量，均是以100克为单位计算，418千焦以下均为低热量食物。

　　②生糖指数低丁55，为低生糖指数食品；生糖指数为55-75，为中生糖指数食品；生糖指数高于75，为高生糖指数食品。

玉米

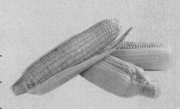

热　　量：443.08千焦	
生糖指数：55	
日食用量：70克	

宜食原因	玉米富含不饱和脂肪酸和膳食纤维，常吃有利于降低餐后血糖水平。而且玉米中还含有一种特殊的抗癌物质——谷胱甘肽，它进入人体后可与多种致癌物质结合，使致癌物失去致癌性。
最佳搭配	▽ 玉米 + 橘子　▶　有利于维生素的吸收 ▽ 玉米 + 苦瓜　▶　降血压 ▽ 玉米 + 大豆　▶　提高营养价值
禁忌搭配	✗ 玉米 + 土豆　▶　易使体重增加，血糖上升 ✗ 玉米 + 田螺或牡蛎　▶　阻碍人体对锌的吸收 ✗ 玉米 + 可乐　▶　干扰体内钙的吸收和利用
食用注意	① 霉坏变质的玉米有致癌作用，不宜食用。 ② 患有干燥综合征、糖尿病、更年期综合征且属阴虚火旺之人不宜食用爆米花，否则易助火伤阴。

🍚 玉米炒蛋

●**材料** 玉米粒、胡萝卜粒各80克，鸡蛋1个，青豆10克

●**调料** 盐、葱花、葱白丝各适量

●**做法**

①胡萝卜粒、玉米粒、青豆洗净，煮熟；鸡蛋加入盐调匀。

②蛋液凝固时盛出，炒葱白。

③放玉米粒、胡萝卜粒、青豆，炒香时再放蛋块，并加盐调味，炒匀至熟盛出时撒入葱花即可。

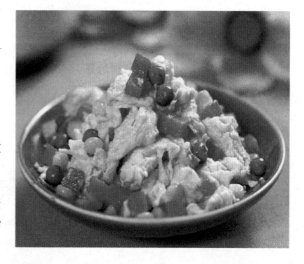

小米

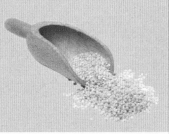

热　　量：	1496.44千焦
生糖指数：	61.5
日食用量：	50克

宜食原因	小米中含维生素B$_1$，对糖尿病患者的手足和视觉神经均有保护作用。小米中还含丰富的钙、磷、镁等元素，均有益于调节血糖水平。
最佳搭配	▽小米+鸡蛋　▶ 提高蛋白质的吸收 ▽小米+红糖　▶ 补虚、补血 ▽小米+绿豆　▶ 营养成分互补 ▽小米+猪心　▶ 有助于睡眠
禁忌搭配	✖小米+杏仁　▶ 会使人呕吐、泄泻 ✖小米+小麦　▶ 影响消化吸收 ✖小米+马肉　▶ 对身体不利
食用注意	小米不宜作为妇女产后主食，因为它所含赖氨酸过低而亮氨酸又过高，而产妇需要注意饮食搭配，以免缺乏其他营养。

小米南瓜羹

●材料　南瓜30克，小米90克，干玉米碎粒40克

●调料　盐少许

●做法

①将小米洗净；南瓜洗净，去皮，去瓤，切碎，入沸水中煮熟，取出捣成糊。

②将小米、洗净的玉米碎粒、南瓜糊同放入电饭煲内，加清水后开始煲，煲至黏稠时倒出盛入碗内。

③加盐调味即可食用。

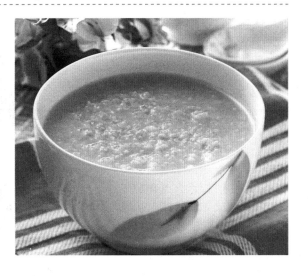

薏米

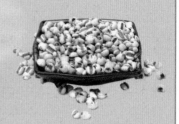

热　　量：	1492.26千焦
生糖指数：	42.3
日食用量：	60克

宜食原因	薏米中的微量元素硒，可修复胰岛 β 细胞并保护其免受损害，维持正常的胰岛素分泌功能，调节血糖。薏米中的膳食纤维可以促进排便，延缓餐后血糖上升。
最佳搭配	▽薏米+山药+柿霜饼　▶　清补脾肺，可润肺益脾 ▽薏米+粳米　▶　补脾除湿 ▽薏米+郁李仁　▶　利水消肿 ▽薏米+菱角+半枝莲　▶　对肿瘤有一定抑制作用 ▽薏米+羊肉　▶　健脾补肾，益气补虚
禁忌搭配	✕薏米+杏仁　▶　引起呕吐、腹泻 ✕薏米+菠菜　▶　降低营养价值 ✕薏米+红豆　▶　引起呕吐、泄泻
食用注意	便秘、尿多者及怀孕早期的妇女不宜食用。

 ## 薏米黄芪粥

● 材料　薏米、大米各50克，黄芪8克
● 调料　盐2克，葱适量
● 做法

① 大米、薏米均泡发洗净；黄芪洗净切片，备用；葱洗净，切成葱花。
② 锅置火上，倒入清水，放入大米、薏米、黄芪，以大火煮开。
③ 转小火煮至浓稠，调入盐拌匀，撒上葱花拌匀即可。

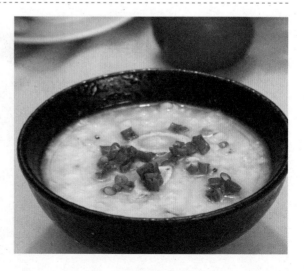

黑米

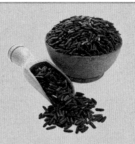

热　　量：	1391.94千焦
生糖指数：	42.3
日食用量：	50克

宜食原因	黑米含有丰富的膳食纤维，可预防餐后血糖急剧上升，有效维持血糖平衡，改善糖尿病患者的病情。此外，黑米中含有的维生素B₁能很好地保护糖尿病患者的手、足、视觉神经。
最佳搭配	▽黑米+大米　▶　开胃益中、明目 ▽黑米+牛奶　▶　益气、养血、生津、健脾胃 ▽黑米+生姜　▶　降胃火 ▽黑米+大枣+芸豆　▶　健身暖胃、美容补血 ▽黑米+莲子　▶　补肝益肾、丰肌润发
禁忌搭配	⊗黑米+四环素　▶　同食会形成不溶物
食用注意	①不宜食用未煮烂的黑米，因为没有煮烂的黑米不容易被胃酸和消化酶分解消化，会引起急性肠胃炎及消化不良。 ②火盛热燥者要忌食黑米。

红豆黑米粥

●**材料** 黑米50克，红豆30克，猪腰10克，花生米10克，萝卜20克

●**调料** 盐、葱花各适量

●**做法**

①花生米洗净；黑米、红豆泡1小时；萝卜洗净切块；猪腰洗净切腰花。

②将黑米、红豆、猪腰加水煮沸，下入花生米、萝卜，熬煮半小时。

③黑米、红豆煮熟后放盐、葱花即可。

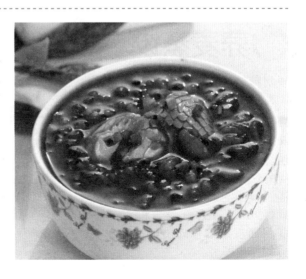

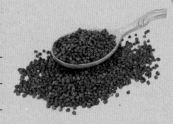

荞麦

热　量：	1356.22千焦
生糖指数：	54
日食用量：	20克

宜食原因	荞麦中的某些黄酮成分、锌、维生素E等，具有改善葡萄糖耐量的功效。荞麦的升糖指数低，用荞麦代替主食，有利于控制血糖。
最佳搭配	◇荞麦+牛奶 ▶ 补充荞麦蛋白质中缺少的精氨酸和酪氨酸 ◇荞麦+萝卜 ▶ 缓解脾胃不调、腹部胀满、嗳气 ◇荞麦+松子仁+葵花子仁 ▶ 缓解慢性肝炎、高血压
禁忌搭配	✗荞麦+黄鱼 ▶ 易造成消化不良 ✗荞麦+猪肉 ▶ 易造成脱发 ✗荞麦+胡萝卜 ▶ 在肝脏中产生毒素，导致肝病
食用注意	①体质敏感的人食用时要谨慎，主要由于荞麦中含有大量蛋白质及其他易导致过敏的物质，所以可引起或加重过敏者的过敏反应。 ②荞麦内含红色荧光色素，食后可导致对光敏感症，出现耳、鼻、咽喉、支气管、眼部黏膜发炎及肠道、尿路的刺激症状。

🍲 荞麦蒸饺

● **材料** 荞麦面粉、西葫芦各150克，
　　　　鸡蛋1个，虾仁50克
● **调料** 盐、五香粉、姜末各适量
● **做法**

①荞麦面粉和成面团，下剂擀成面皮。

②虾仁洗净剁碎；鸡蛋炒熟；西葫芦洗净，切碎用盐腌一下；将西葫芦、鸡蛋、虾仁加入盐、五香粉、姜末和成馅料。

③用面皮加馅包成饺子，入锅蒸8分钟捞出即可。

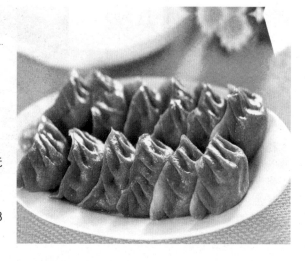

燕麦

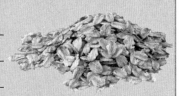

热　　量： 1534.06千焦
生糖指数： 55
日食用量： 40克

宜食原因	燕麦中的膳食纤维可以增加胰岛素的敏感性，防止餐后血糖的急剧升高，这样机体只需分泌较少的胰岛素就能维持代谢。
最佳搭配	▽燕麦+红枣+枸杞+薏米　▶　美容，活血 ▽燕麦+玉米　▶　丰乳 ▽燕麦+牛奶　▶　营养丰富 ▽燕麦+苹果　▶　瘦身 ▽燕麦+绿茶+牛奶　▶　抑制胆固醇吸收
禁忌搭配	⊗燕麦+菠菜　▶　长期食用，会影响人体对钙的吸收 ⊗燕麦+甜菜　▶　影响人体对钙的吸收 ⊗燕麦片+红薯　▶　导致胃痉挛、胀气
食用注意	①燕麦一次不宜食用太多，否则会造成胃痉挛或腹胀。 ②食用过多还容易滑肠、催产，所以孕妇更应该忌食。

🍚 燕麦小米豆浆

●**材料** 黄豆、燕麦、小米各30克

●**调料** 白糖3克

●**做法**

①先将黄豆、小米用清水泡软，捞出、洗净备用；燕麦洗净，备用。

②将黄豆、燕麦、小米放入豆浆机中，加适量水搅打成豆浆，并煮熟。

③滤渣取豆浆汁，再加入白糖调味即可，可依据个人口味添加白糖。

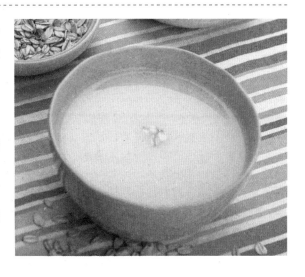

豆类及豆制品 ▶

黄豆

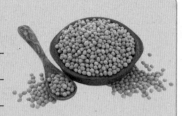

热　　量：	1500.62千焦
生糖指数：	18
日食用量：	40克

宜食原因	黄豆中含有皂苷和某种可以抑制胰酶的元素，能够有效地给人体降低血脂和血糖。
最佳搭配	▽ 黄豆+牛蹄筋　▶　防颈椎病、美容 ▽ 黄豆+香菜　▶　健脾宽中、祛风解毒 ▽ 黄豆+胡萝卜　▶　有助骨骼发育 ▽ 黄豆+白菜　▶　防止乳腺癌 ▽ 黄豆+花生　▶　丰胸补乳
禁忌搭配	✖ 黄豆+酸奶　▶　影响钙的消化吸收 ✖ 黄豆+虾皮　▶　影响钙的消化吸收 ✖ 黄豆+菠菜　▶　不利营养的吸收 ✖ 黄豆+核桃　▶　导致腹胀、消化不良
食用注意	消化功能不良、胃脘胀痛、腹胀等有慢性消化道疾病的人应尽量少食，主要是由于黄豆不易消化吸收，会产生大量的气体造成腹胀。

拌萝卜黄豆

● **材料** 胡萝卜300克，黄豆100克
● **调料** 盐、味精、香油各适量
● **做法**

① 将胡萝卜削去头、尾，洗净，切成小丁入盘；与洗净的黄豆一起入沸水中焯烫至熟后，捞出沥水。

② 黄豆和胡萝卜丁加入盐、味精、香油，拌匀即成。

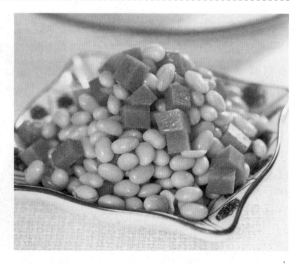

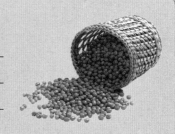

绿豆

热　　量：1320.88千焦

生糖指数：30

日食用量：40克

宜食原因	绿豆提供的热量值比其他谷物稍低，适合肥胖者和糖尿病患者食用。
最佳搭配	▽绿豆+燕麦 ▶ 控制血糖含量 ▽绿豆+南瓜 ▶ 清肺、降糖 ▽绿豆+大米 ▶ 有利消化吸收 ▽绿豆+蒲公英 ▶ 清热解毒、利尿消肿 ▽绿豆+百合 ▶ 解渴润燥
禁忌搭配	✕绿豆+狗肉 ▶ 引起中毒 ✕绿豆+西红柿 ▶ 引起身体不适 ✕绿豆+榛子 ▶ 导致腹泻 ✕绿豆+羊肉 ▶ 导致肠胃胀气
食用注意	①绿豆性属寒凉，平素脾胃虚寒、肾气不足、易泻者不宜食用；此外，绿豆不宜与榧子、鲤鱼等一起食用。 ②绿豆具有解毒的功效，体质虚弱和正在吃中药者不要多吃。

山药绿豆汤

● 材料 绿豆100克，山药100克

● 调料 糖少量

● 做法

① 绿豆泡水至膨胀，沥水后入锅，加水以大火煮沸，再转小火续煮40分钟至绿豆完全软烂，加入糖搅拌至溶化后熄火。

② 山药去皮洗净切丁，入热水中煮熟后捞起，与绿豆汤混合即可食用。

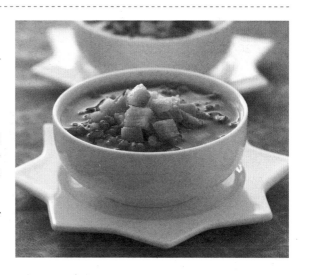

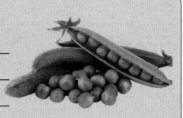

豌豆

热　　量：447.89千焦	
生糖指数：21	
日食用量：40克	

宜食原因	豌豆中富含粗纤维，而且豌豆油中含有较多的不饱和脂肪酸，可以起到降低胆固醇的效果。
最佳搭配	◇豌豆+虾仁 ▶ 提高营养价值 ◇豌豆+蘑菇 ▶ 消除油腻引起的食欲不佳 ◇豌豆+面粉 ▶ 提高面粉的营养价值 ◇豌豆+红糖 ▶ 健脾、通乳、利尿、补益气血
禁忌搭配	✗豌豆+菠菜 ▶ 影响钙的吸收 ✗豌豆+蕨菜 ▶ 降低营养
食用注意	①豌豆粒多食会腹胀，易产气，尿路结石、皮肤病和慢性胰腺炎患者不宜食用。 ②消化不良者也要慎食。

🍚 豌豆炒鱼丁

- **材料** 腰豆、银杏各100克，鱼肉、豌豆各150克
- **调料** 蒜蓉15克，盐3克，味精1克
- **做法**

①鱼肉洗净切丁；腰豆、银杏、豌豆洗净焯水。

②锅倒油烧热，鱼肉过油后捞出沥干；另起锅烧热，倒入豌豆、腰豆、银杏、蒜蓉翻炒，鱼肉回锅继续翻炒至熟。

③加入盐、味精炒匀，装盘即可。

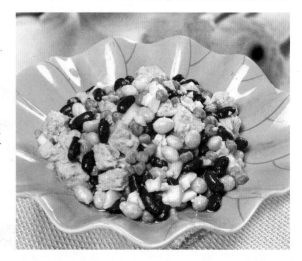

黑豆

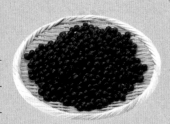

热　　量： 1592.58千焦
生糖指数： 33.6
日食用量： 40克

宜食原因	黑豆含有铬，而铬可以调整人体的血糖代谢。此外，黑豆的血糖生成指数很低，利于糖尿病患者对血糖的控制。
最佳搭配	◇黑豆+牛奶　▶　更好地吸收牛奶中的维生素B$_{12}$ ◇黑豆+橙子　▶　营养丰富 ◇黑豆+黄芪　▶　止盗汗、自汗
禁忌搭配	⊗黑豆+柿子　▶　易产生结石 ⊗黑豆+蓖麻子　▶　对身体不利 ⊗黑豆+小白菜　▶　对身体不利
食用注意	不宜多食炒熟后的黑豆，主要由于其热性大，多食易上火，尤其是小儿不宜多食。

黑豆豌豆粥

●**材料** 大米70克，黑豆、豌豆各25克
●**调料** 盐适量
●**做法**
①大米、黑豆均泡发洗净；豌豆洗净。
②锅置火上，加入清水，放入大米、黑豆、豌豆煮开。
③待煮至浓稠状调入盐拌匀即可食用。

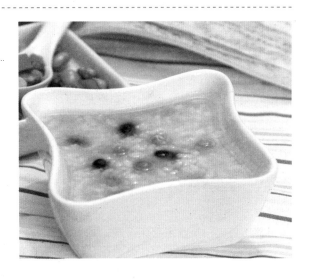

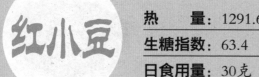

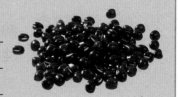

热　　量：	1291.62千焦
生糖指数：	63.4
日食用量：	30克

宜食原因	红小豆含有较多的膳食纤维，不仅能够润肠通便，还能起到辅助降血糖的作用。
最佳搭配	◇红小豆+桑白皮　▶　健脾利湿，利尿消肿 ◇红小豆+白茅根　▶　增强利尿作用 ◇红小豆+粳米　▶　益脾胃，通乳汁 ◇红小豆+醋+米酒　▶　散血消肿，止血
禁忌搭配	⊗红小豆+羊肉　▶　会引起中毒 ⊗红小豆+盐　▶　药效减半 ⊗红小豆+羊肝　▶　引起身体不适
食用注意	①尿多之人不宜食用，主要是由于红小豆具有利水的功能。 ②被蛇咬者百日内忌食。

🍚 鲫鱼红豆粥

- **材料** 鲫鱼、大米各50克，红豆30克
- **调料** 香油2克，盐、味精、姜丝、醋、葱花各适量
- **做法**

①大米洗净；鲫鱼处理干净后切小片备用；红豆洗净。

②锅置火上，注入清水，放入大米、红豆煮至八成熟。

③再放入鱼肉、姜丝煮至粥将成，加盐、味精、醋、香油调匀，撒葱花。

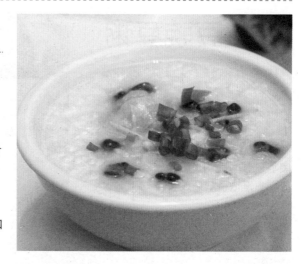

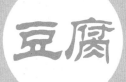

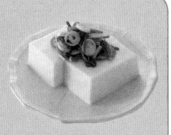

	热　　量：338.58千焦
	生糖指数：23
	日食用量：100克

宜食原因	豆腐中含有丰富的纤维素，常吃豆腐可使食物中的糖附着在纤维素上使其吸收变慢，血糖含量则相应降低，即使体内胰岛素稍有不足，也不至于患糖尿病。同时纤维素本身还具有抑制胰高血糖素分泌的作用，亦可使血糖浓度降低。
最佳搭配	◇豆腐+白萝卜 ▶ 可促进消化 ◇豆腐+带鱼 ▶ 可促进钙元素的吸收 ◇豆腐+海带 ▶ 可以预防碘缺乏
禁忌搭配	⊗豆腐+蜂蜜 ▶ 影响听力，并易引起腹泻 ⊗豆腐+葱 ▶ 会影响对钙元素的吸收 ⊗豆腐+茭白 ▶ 容易得结石
食用注意	①平时脾胃虚寒、经常腹泻便溏者以及嘌呤代谢失常的痛风病人和血尿酸浓度增高的患者忌食。 ②服用四环素类药物时，不宜吃豆腐。

玉米拌豆腐

●材料 玉米粒20克，豆腐70克

●调料 白糖少量

●做法

①将玉米粒洗净，上屉蒸熟，并切成小块；豆腐洗净，切成粒，入沸水中煮熟后捞出。

②将豆腐和玉米加白糖拌匀即可。

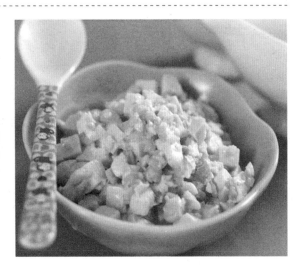

蔬菜 ▶

芹菜

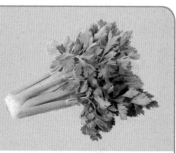

热　　量：	58.52千焦
生糖指数：	25
日食用量：	50克

宜食原因	芹菜富含膳食纤维，能阻碍消化道对糖的吸收，有降血糖的作用。
最佳搭配	▽芹菜+百合 ▶ 润肺止咳，清心安神 ▽芹菜+核桃 ▶ 降压，通便 ▽芹菜+西瓜 ▶ 消肿，降压 ▽芹菜+香菇 ▶ 和胃调中 ▽芹菜+花生 ▶ 有助于降低血压、血脂
禁忌搭配	✖芹菜+醋 ▶ 不利于钙的吸收 ✖芹菜+螃蟹 ▶ 破坏营养价值 ✖芹菜+蛤蜊 ▶ 容易引起腹泻、腹痛等不良症状
食用注意	①芹菜性凉质滑，故脾胃虚寒、肠滑不固者食之宜慎。 ②婚育的男性应注意适量少食。

🍚 芹菜炒香干

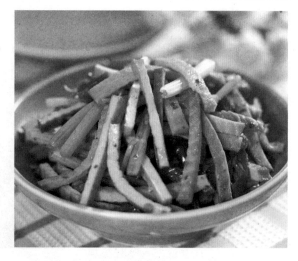

●材料 香干300克，芹菜200克
●调料 盐、味精、干辣椒、姜末、蒜末各适量
●做法
①香干洗净切条；芹菜洗净切段；适量的干辣椒洗净，剪成小段。
②锅内加入植物油烧热，下姜末、蒜末、干辣椒段炒香，放香干炒至水分干，再下芹菜炒匀。
③加盐、味精调味，炒至入味即可。

大白菜

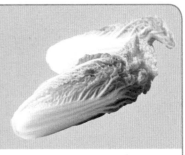

热　　量：71.06千焦
生糖指数：23
日食用量：100克

宜食原因	大白菜热量低，所含膳食纤维有利于促进肠道蠕动和废物的排出，对延缓餐后血糖上升有一定积极作用。
最佳搭配	♡大白菜+猪肝　▶　滋补 ♡大白菜+猪肉　▶　补充营养，通便 ♡大白菜+鲤鱼　▶　能改善妊娠水肿 ♡大白菜+虾仁　▶　能防止牙龈出血，解热除燥 ♡大白菜+海带　▶　能防治碘不足 ♡大白菜+板栗　▶　能去除雀斑和黑眼圈 ♡大白菜+蚕豆　▶　能增强抵抗力 ♡大白菜+牛肚　▶　能增强体质
禁忌搭配	✖大白菜+兔肉　▶　会导致腹泻、呕吐 ✖大白菜+羊肝　▶　破坏维生素C ✖大白菜+黄鳝　▶　引起中毒 ✖大白菜+甘草　▶　引起身体不适
食用注意	气虚胃寒、腹泻者忌食大白菜。

 # 陈醋大白菜

●材料 大白菜400克，红椒圈适量
●调料 盐、味精、陈醋、香油各适量
●做法
①首先将大白菜心洗净，改刀；起锅，注入适量的水烧沸，将大白菜放入沸水中焯熟盛出。
②取适量的红椒圈用盐、味精、陈醋、香油调成味汁。
③然后将味汁倒在大白菜上进行腌渍，撒上剩余的红椒即可。

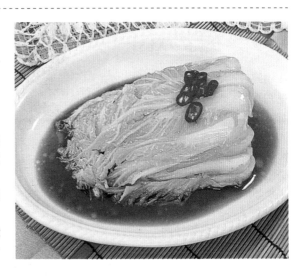

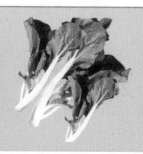

小白菜

热　　量：	62.7千焦
生糖指数：	23
日食用量：	70克

宜食原因	小白菜中含有大量粗纤维，进入人体内与脂肪结合后，可防止血浆胆固醇形成，促使胆固醇代谢物胆酸排出体外。此外，小白菜升糖指数低，有利于降低血糖。
最佳搭配	⬇️ 小白菜+猪肉 ▶ 可以增强体质 ⬇️ 小白菜+虾皮 ▶ 营养全面 ⬇️ 小白菜+鲩鱼 ▶ 清热除烦，通利肠胃
禁忌搭配	✖ 小白菜+黄瓜 ▶ 会影响维生素C的吸收，与秋黄瓜同吃则会破坏维生素C ✖ 小白菜+兔肉 ▶ 引起腹泻和呕吐 ✖ 小白菜+醋 ▶ 营养流失
食用注意	脾胃虚寒、大便溏薄者不宜多食小白菜。

🍚 芝麻炒小白菜

- **材料** 白芝麻15克，小白菜500克
- **调料** 姜丝10克，盐4克
- **做法**

①先把白芝麻放进锅里，烧至锅热后转小火，不断地炒芝麻，等到它的香味出来时就盛盘。

②姜丝炝锅，小白菜洗净，快炒，入盐。

③等到菜熟的时候，把刚才准备的白芝麻放下去，再翻炒两下即可。

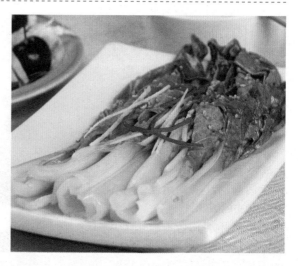

生菜

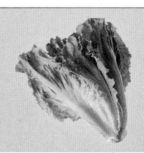

热　　量：54.41千焦

生糖指数：23

日食用量：100克

| 宜食原因 | 生菜含有的甘露醇，具有扩张血管和降低血脂的作用，能有效促进血液循环。此外，生菜含有较多的烟酸，而烟酸是胰岛素的激活剂，可改善糖的代谢功能。 |

最佳搭配

◇生菜+海带　▶　能促进铁的吸收
◇生菜+鸡蛋　▶　能滋阴润燥，清热解毒
◇生菜+豆腐　▶　能减肥健美
◇生菜+猪肝　▶　能全面补充营养

禁忌搭配

⊗生菜+积雪草　▶　会影响积雪草的药效
⊗生菜+李子　▶　对身体不利
⊗生菜+虾　▶　对身体不利

食用注意　生菜性寒凉，尿频、胃寒者应少吃。

生菜拌青豆

● **材料**　生菜150克，甜椒50克，青豆200克
● **调料**　盐3克，味精2克，生抽8克
● **做法**
①甜椒洗净切块；生菜洗净撕成小块；青豆洗净备用。
②甜椒、生菜放入开水稍烫，捞出；青豆煮熟，捞出。
③将上述材料放入容器，加盐、味精、生抽搅拌均匀，装盘即可。

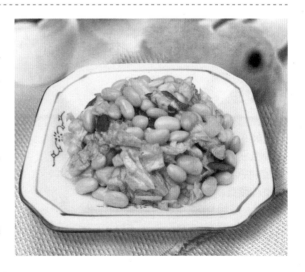

菠菜

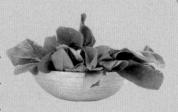

热　　量：100.32千焦
生糖指数：15
日食用量：80～100克

宜食原因	菠菜中含有较多的胡萝卜素及铬等微量元素，并含有膳食纤维，常吃菠菜能有效稳定血糖。
最佳搭配	▽ 菠菜+胡萝卜　▶　预防中风 ▽ 菠菜+鸡血　▶　改善慢性肝病 ▽ 菠菜+鸡蛋　▶　预防贫血、营养不良等疾病 ▽ 菠菜+花生　▶　保护视力、美白 ▽ 菠菜+粉丝　▶　养血润燥，滋补肝肾 ▽ 菠菜+腐竹　▶　补气养血
禁忌搭配	✕ 菠菜+牛肉　▶　阻碍铜、铁的吸收 ✕ 菠菜+大豆　▶　影响消化吸收 ✕ 菠菜+醋　▶　阻碍钙的吸收 ✕ 菠菜+鳝鱼　▶　容易导致腹泻 ✕ 菠菜+黄瓜　▶　破坏维生素E
食用注意	①菠菜草酸含量较高，一次食用不宜过多。 ②肾炎、肾结石患者不适宜吃菠菜。

花生拌菠菜

- **材料** 菠菜300克，花生米50克
- **调料** 盐、味精、香油各适量
- **做法**

①将菠菜去根洗净，入开水锅中汆熟后捞出沥水。

②起油锅烧热，下入花生米炸熟，然后加入菠菜，与花生米一同拌炒至熟，调入盐、味精拌匀，淋入香油即可。

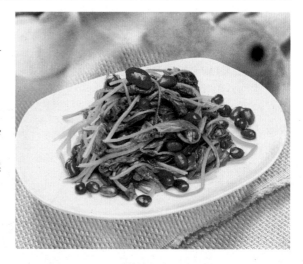

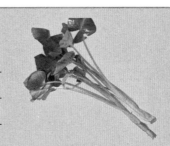

空心菜

热　　量：100.46千焦

生糖指数：26

日食用量：100克

宜食原因	空心菜里有一种是紫色蕹菜，其富含的胰岛素成分可有效地降低血糖，同时也是糖尿病患者不错的食疗蔬菜。
最佳搭配	◇空心菜+蛋 ▶ 护眼、防癌、抗老 ◇空心菜+橄榄油 ▶ 防止老化 ◇空心菜+鸡肉 ▶ 降低胆固醇的吸收
禁忌搭配	⊗空心菜+酸奶 ▶ 影响钙元素的吸收 ⊗空心菜+牛奶 ▶ 影响钙元素的吸收 ⊗空心菜+乳酪 ▶ 影响钙元素的吸收
食用注意	空心菜性寒滑利，故体质虚弱、脾胃虚寒、大便溏泄者不宜多食。

蒜香空心菜

● **材料** 空心菜300克，大蒜10克
● **调料** 盐3克，辣椒油10克，老抽5克
● **做法**
①将空心菜洗净，沥干水分待用；大蒜去皮，洗净，切片。
②锅加油烧热，倒入蒜片爆香，再倒入空心菜快速翻炒至熟。
③加入盐、老抽和辣椒油炒入味，装盘即可。

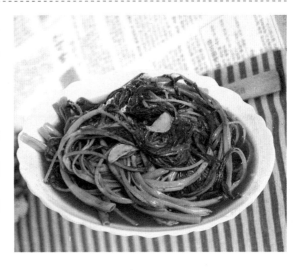

包菜

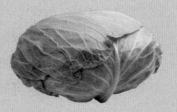

热　　量：	50.23千焦
生糖指数：	26
日食用量：	70克

宜食原因	包菜富含铬，能调节血糖和血脂，是糖尿病患者和肥胖者的理想食物。
最佳搭配	◯包菜+猪肉　▶　补充营养，通便 ◯包菜+西红柿　▶　益气生津 ◯包菜+鲤鱼　▶　改善妊娠水肿 ◯包菜+虾仁　▶　防治牙龈出血，解热除燥 ◯包菜+海带+海鱼等海产品　▶　防止碘不足 ◯包菜+辣椒　▶　促进肠胃蠕动，帮助消化
禁忌搭配	⊗包菜+黄瓜　▶　破坏维生素C ⊗包菜+兔肉　▶　引起腹泻或呕吐 ⊗包菜+肝脏　▶　损失营养成分
食用注意	①包菜不宜用水煮、烫。 ②炒包菜时，不应烧烂，以三五成熟为好，以免水分损失。

芝麻包菜

●材料 芝麻10克，包菜心500克
●调料 橄榄油4克，味精、盐各适量
●做法
①将芝麻用小火慢炒，当炒至芝麻发出香味时盛出凉凉。
②包菜心洗净，切小片；炒锅上火，放入橄榄油烧热，投入包菜心炒1分钟后，加盐调味。
③用旺火炒至熟透发软，加味精拌匀，起锅装盘，撒上芝麻拌匀即成。

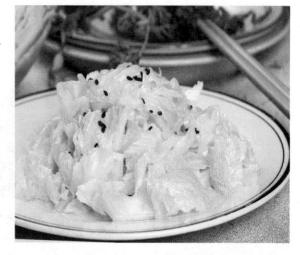

油菜

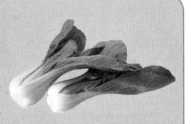

热　　量：96.14千焦
生糖指数：25
日食用量：50克

宜食原因	油菜中脂肪含量低，富含纤维素，有降血脂的功效。油菜还有活血化瘀、解毒消肿、通便作用，是糖尿病患者的食疗佳菜。
最佳搭配	◯油菜+香菇 ▶ 增强免疫力，预防癌症 ◯油菜+豆腐 ▶ 清热解毒，生津润肺 ◯油菜+香油 ▶ 保护视力 ◯油菜+虾仁 ▶ 提高机体抗病能力 ◯油菜+鸡油 ▶ 润肠通便，解毒消肿
禁忌搭配	✕油菜+南瓜 ▶ 破坏维生素C ✕油菜+黄瓜 ▶ 不利于营养吸收 ✕油菜+胡萝卜 ▶ 不利于维生素吸收 ✕油菜+螃蟹 ▶ 引起中毒
食用注意	孕早期妇女、小儿麻疹后期者、患有疥疮和狐臭的人要少食用油菜。

🍲双冬扒油菜

●材料 油菜500克，冬菇50克，冬笋肉50克
●调料 盐4克，味精2克，糖20克
●做法
①油菜洗净焯烫，捞出；油菜入锅翻炒，调入盐、味精，炒熟盛盘。
②冬菇、冬笋洗净切好，焯烫，调入盐、味精、糖焖5分钟，入盘即可。

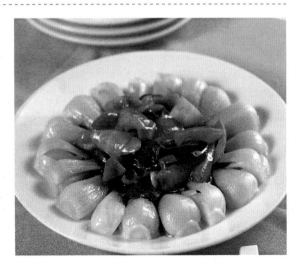

马齿苋

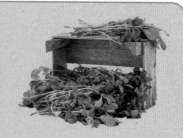

热 量：	112.86千焦
生糖指数：	26
日食用量：	80克

宜食原因	马齿苋中含有较多的钾元素，常食能起到利尿消肿，降低血压的作用。此外，马齿苋中去甲肾上腺素能促进胰腺分泌胰岛素，从而达到降血糖的作用。
最佳搭配	▽马齿苋+梅头肉 ▶ 生津、健肠、止泻 ▽马齿苋+猪肠 ▶ 治疗痔疮 ▽马齿苋+莲藕 ▶ 清热解毒和凉血止咳 ▽马齿苋+蜂蜜 ▶ 治疗痢疾
禁忌搭配	✕马齿苋+甲鱼 ▶ 肠胃消化不良，食物中毒 ✕马齿苋+黄瓜 ▶ 破坏维生素C ✕马齿苋+茼蒿 ▶ 减少茼蒿中钙、铁的吸收 ✕马齿苋+胡椒 ▶ 容易中毒
食用注意	①凡脾胃虚、腹泻便溏之人忌食。 ②怀孕妇女，尤其是有习惯性流产的孕妇忌食，因马齿苋性属寒滑，食之过多，有滑利之弊。

 ## 蒜蓉马齿苋

● **材料** 马齿苋200克，蒜10克

● **调料** 橄榄油4克

● **做法**

①将马齿苋冲洗干净；蒜洗净去皮，剁成蓉。

②锅中加入适量的水烧沸，下入马齿苋稍余后，捞出备用。

③另起锅，加入橄榄油烧热，下入蒜蓉爆香后，再下入马齿苋，加调味料翻炒均匀至熟即可。

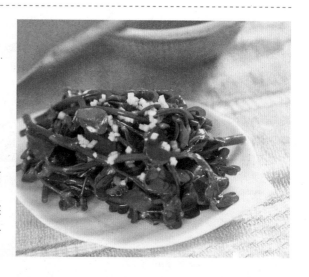

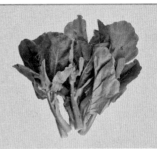

芥蓝

热　　量：79.42千焦
生糖指数：26
日食用量：100克

宜食原因	芥蓝中含有有机碱，这使它带有一定的苦味，能刺激人的味觉神经，增进食欲，还可加快胃肠蠕动，有助消化。芥蓝中还含有大量膳食纤维，能防止便秘，辅助降低血糖。
最佳搭配	◇芥蓝+白菜薹　▶　抗癌 ◇芥蓝+西红柿　▶　防癌 ◇芥蓝+山药　▶　消暑
禁忌搭配	⊗芥蓝+维生素K　▶　可降低维生素K的止血功效 ⊗芥蓝+牛肝　▶　极易使维生素C氧化而失去原来的功能
食用注意	①阳痿患者忌食。 ②吃芥蓝的前提是要适量，每次不应进食太多，次数也不应太频繁。

芥蓝桃仁

● 材料　芥蓝200克，核桃仁80克
● 调料　红椒5克，盐3克，味精2克，
　　　　香油10克
● 做法
①芥蓝择去叶子，去皮，洗净，切成小片，放入开水中焯熟。
②红椒洗净，切成小片。
③芥蓝、核桃仁、红椒装盘，淋上香油、味精、盐，搅拌均匀即可。

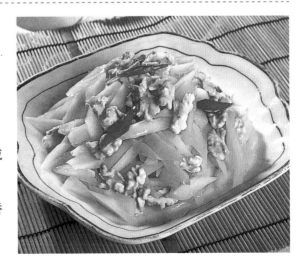

黄瓜

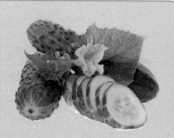

热　　量:	62.7千焦
生糖指数:	23
日食用量:	120克

宜食原因	黄瓜中所含的葡萄糖苷、果糖等不参与通常的糖代谢，故对血糖影响较少。
最佳搭配	♥黄瓜+木耳　▶　排毒、减肥 ♥黄瓜+蜂蜜　▶　润肠通便 ♥黄瓜+乌鱼　▶　健脾利气 ♥黄瓜+鱿鱼　▶　增强人体免疫力 ♥黄瓜+大蒜　▶　排毒瘦身
禁忌搭配	✖黄瓜+西红柿　▶　破坏维生素C ✖黄瓜+花生　▶　腹泻 ✖黄瓜+菠菜　▶　破坏维生素C ✖黄瓜+香菜　▶　降低营养价值 ✖黄瓜+花菜　▶　破坏维生素C ✖黄瓜+小白菜　▶　破坏维生素C ✖黄瓜+柑橘　▶　破坏维生素C
食用注意	脾胃虚弱、腹痛腹泻、肺寒咳嗽者都应少吃，因黄瓜性凉，胃寒患者食之易致腹痛泄泻。

🍚 脆皮黄瓜卷

●材料 黄瓜500克

●调料 香油2克，白醋、盐、干辣椒、姜各适量

●做法

①黄瓜洗净，沿着黄瓜皮往里削，让整段黄瓜削完后是一张完整的黄瓜皮，把削好的黄瓜再卷回原来的样子装盘。

②姜洗净切成丝；干辣椒洗净切丝。

③香油、白醋、盐、干辣椒、姜丝调成汁，淋在黄瓜卷上面即可。

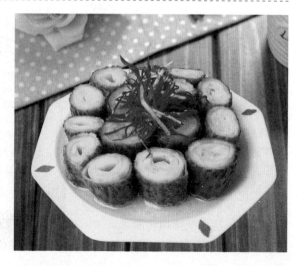

苦瓜

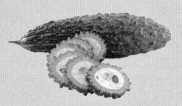

热　　量：79.42千焦
生糖指数：24
日食用量：80克

宜食原因	苦瓜中含一种类胰岛素的物质，能使血液中的葡萄糖转换为热量，进而降低血糖。
最佳搭配	○苦瓜+茄子 ▶ 清心明目、益气壮阳、延缓衰老 ○苦瓜+洋葱 ▶ 提高免疫力 ○苦瓜+猪肝 ▶ 清热解毒、补肝明目 ○苦瓜+瘦肉 ▶ 提高人体对铁元素的吸收 ○苦瓜+青椒 ▶ 健美、抗衰老
禁忌搭配	✕苦瓜+滋补药 ▶ 降低滋补效果 ✕苦瓜+排骨 ▶ 阻碍钙的吸收 ✕苦瓜+豆腐 ▶ 容易引起结石 ✕苦瓜+黄瓜 ▶ 降低营养价值
食用注意	①苦瓜性寒，脾胃虚寒者不宜多食，否则易导致胃部不适、腹胀腹痛、呕吐腹泻等症状。 ②苦瓜性寒，寒凝使血行减慢，所以女性经期应少吃苦瓜，以免影响月经的顺畅。

杏仁拌苦瓜

● **材料** 苦瓜250克，杏仁50克，枸杞子10克
● **调料** 香油、盐、鸡精各适量
● **做法**
①苦瓜洗净切成薄片，放入沸水中焯至断生，捞出，沥干水分，放入碗中。
②杏仁洗净烫熟；枸杞子泡发洗净。
③将香油、盐、鸡精与苦瓜搅拌均匀，撒上杏仁、枸杞子即可。

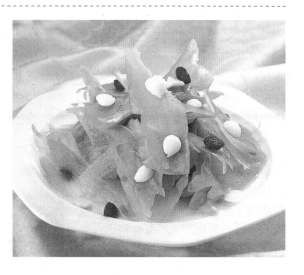

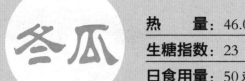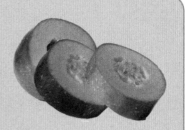

热　量:	46.04千焦
生糖指数:	23
日食用量:	50克

宜食原因	冬瓜含有的丙醇二酸具有利尿祛湿的功效,此外,还能抑制淀粉、糖类转化为脂肪,有利于控制血糖。
最佳搭配	♡冬瓜+火腿 ▶ 营养丰富、治疗小便不爽 ♡冬瓜+甲鱼 ▶ 润肤健肤、明目、减肥 ♡冬瓜+鸡肉 ▶ 清热利尿、消肿轻身 ♡冬瓜+鸭肉 ▶ 清热降火 ♡冬瓜+口蘑 ▶ 利小便、降血压
禁忌搭配	✕冬瓜+鲫鱼 ▶ 使身体脱水 ✕冬瓜+滋补药 ▶ 会降低滋补效果 ✕冬瓜+醋 ▶ 降低营养价值 ✕冬瓜+红豆 ▶ 身体脱水
食用注意	冬瓜性寒凉,脾胃虚弱、肾脏虚寒、久病滑泻、阳虚肢冷者忌食。

🍚 冬瓜竹笋汤

- **材料** 素肉30克,冬瓜200克,竹笋100克
- **调料** 香油4克,盐适量
- **做法**

①素肉块放入清水中浸泡至软化,取出挤干水分备用;冬瓜洗净,切块;竹笋洗净,切丝。

②置锅于火上,加入600克清水,以大火煮沸,最后加入所有材料小火煮沸,加入香油、盐,至熟后关火。

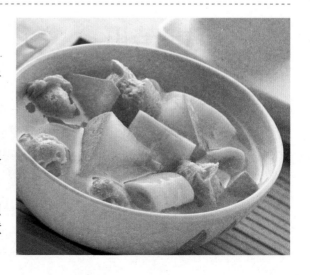

南瓜

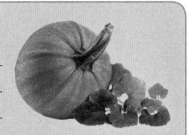

热　　量：91.96千焦
生糖指数：75
日食用量：200克

宜食原因	南瓜中的钴是胰岛细胞合成胰岛素必需的微量元素。而其所含的铬能改善糖代谢，适量食用，对糖尿病患者有益。
最佳搭配	▽南瓜+猪肉　▶　预防糖尿病 ▽南瓜+绿豆　▶　保健作用 ▽南瓜+莲子　▶　通便、排毒、减肥
禁忌搭配	⊗南瓜+羊肉　▶　发生黄疸和脚气 ⊗南瓜+辣椒　▶　破坏辣椒中的维生素C ⊗南瓜+黄瓜+西红柿等　▶　影响维生素的吸收 ⊗南瓜+鹿肉　▶　会导致死亡 ⊗南瓜+螃蟹+鳝鱼+带鱼　▶　易中毒 ⊗南瓜+虾　▶　易导致痢疾 ⊗南瓜+海鱼　▶　易中毒
食用注意	有脚气、黄疸、下痢胀满、产后痧痘、气滞湿阻病症患者忌食。

 ## 西芹炖南瓜

●材料 西芹150克，南瓜200克
●调料 姜片、葱段、盐、味精各适量
●做法
①西芹取茎洗净，切菱形片；南瓜洗净，去皮、去瓤，切菱形片。
②将西芹片、南瓜片一起下开水锅中余水，然后捞出，沥干水分。
③最后将南瓜、西芹装入砂锅中，加适量水，中火炖5分钟，下入适量姜片、葱段、盐、味精，炖熟即可。

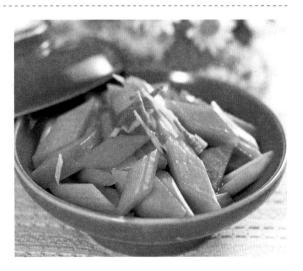

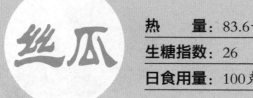

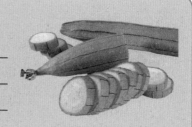

热　　量：	83.6千焦
生糖指数：	26
日食用量：	100克

宜食原因	丝瓜性凉，味甘，无毒，含有丰富的B族维生素和维生素C，是低热能、含糖量低的高钾食品，有清热利肠、凉血解毒、活络通经的功效，适宜糖尿病患者食用。
最佳搭配	♡丝瓜+香菇　▶　清热解毒 ♡丝瓜+鸡蛋　▶　润肺、补肾、美肤 ♡丝瓜+毛豆　▶　清热祛痰，防止便秘、口臭和周身骨痛 ♡丝瓜+菊花　▶　清热消暑，祛火解毒 ♡丝瓜+虾米　▶　润肺、补肾、美肤
禁忌搭配	✖丝瓜+白萝卜　▶　伤元气 ✖丝瓜+菠菜　▶　引起腹泻 ✖丝瓜+芦荟　▶　引起腹痛、腹泻
食用注意	体虚内寒、腹泻者不宜多食。

松子炒丝瓜

● **材料** 丝瓜300克，胡萝卜50克，松子50克

● **调料** 植物油4克，盐、鸡精各适量

● **做法**

①将丝瓜去皮，去瓤，洗净，切块；胡萝卜洗净，切片；松子洗净备用。

②锅中下入植物油烧热，入松子炒香后，放入丝瓜、胡萝卜一起翻炒。

③最后加适量的盐、鸡精调味，炒熟装盘即可。

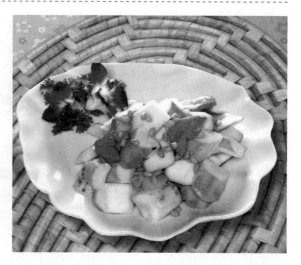

菜花

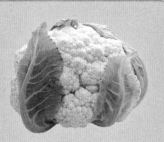

热　　量：100.46千焦
生糖指数：26
日食用量：70克

宜食原因	菜花中含有铬，糖尿病患者食用可以改善糖耐量和血脂异常。
最佳搭配	▽菜花+牛肉　▶　能帮助吸收维生素B_1、维生素B_2 ▽菜花+西红柿　▶　能降脂降压 ▽菜花+辣椒　▶　防癌抗癌 ▽菜花+香菇　▶　降低血脂
禁忌搭配	✕菜花+猪肝　▶　会影响人体对微量元素的吸收 ✕菜花+笋瓜　▶　会破坏维生素C的吸收 ✕菜花+黄瓜　▶　会破坏维生素C的吸收
食用注意	①菜花烹饪时间不宜过长，否则会破坏某些营养成分。 ②以菜花作为材料制作凉菜时不宜加酱油。

🍚菜花炒西红柿

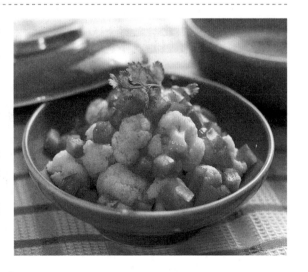

● 材料　菜花250克，西红柿200克，
　　　　香菜10克
● 调料　植物油4克，盐、鸡精各适量
● 做法

①将菜花洗净，切成小朵，用清水洗净，焯水，捞出沥水待用；西红柿洗净，切小丁；香菜洗净，切小段。
②锅中加入植物油烧至六成热，将菜花和西红柿丁放入锅中翻炒至熟。
③调入盐、鸡精，盛盘，撒香菜段。

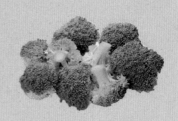

西蓝花

热　　量：	138.13千焦
生糖指数：	26
日食用量：	70克

宜食原因	西蓝花中含有铬，铬能帮助糖尿病患者提高胰岛素的敏感性，起到控制病情的作用。
最佳搭配	▽ 西蓝花+香菇　▶　利肠胃、壮筋骨、降血脂 ▽ 西蓝花+胡萝卜　▶　预防消化系统疾病 ▽ 西蓝花+西红柿　▶　防癌抗癌 ▽ 西蓝花+枸杞子　▶　有利营养吸收
禁忌搭配	⊗ 西蓝花+牛奶　▶　会影响钙的吸收 ⊗ 西蓝花+西葫芦　▶　破坏维生素C ⊗ 西蓝花+土豆　▶　对身体不利
食用注意	西蓝花烧煮和加盐的时间不宜过长，否则易丧失和破坏它防癌抗癌的营养成分。

🍚 百合西蓝花

- **材料** 西蓝花300克，西红柿1个，百合、玉米、青豆、腰果、腰豆各30克
- **调料** 盐3克，枸杞子、植物油各适量
- **做法**

①西蓝花洗净掰朵焯熟；西红柿洗净切片；玉米、青豆、腰果、腰豆、枸杞子洗净；将西蓝花与西红柿摆入盘中。

②油锅烧热，放入玉米、青豆、百合、腰果、腰豆、枸杞子一起翻炒，加盐调味，盛在西蓝花上。

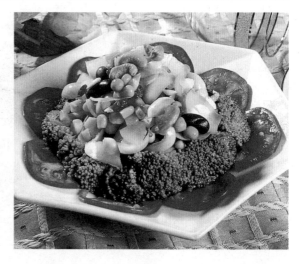

白萝卜

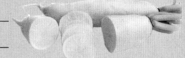

热　　量：87.78千焦

生糖指数：26

日食用量：50克

宜食原因	白萝卜不含草酸，含钙量较高，有助于改善糖尿病患者的骨质疏松症。常吃白萝卜还可降低血脂、软化血管、稳定血压。

最佳搭配	▽白萝卜+羊肉+牛肉 ▶ 降低胆固醇，防癌
	▽白萝卜+豆腐 ▶ 帮助人体吸收豆腐的营养
	▽白萝卜+紫菜 ▶ 清肺热，治咳嗽

禁忌搭配	✖白萝卜+黑木耳 ▶ 易引发皮炎
	✖白萝卜+橘子 ▶ 易诱发甲状腺肿大
	✖白萝卜+人参 ▶ 功能相抵，影响滋补作用

食用注意	①白萝卜为寒凉蔬菜，阴盛偏寒体质者、脾胃虚寒者不宜多食。②胃及十二指肠溃疡、慢性胃炎、单纯性甲状腺肿、先兆流产、子宫脱垂等患者要少食白萝卜。

蒜苗炒白萝卜

● 材料 白萝卜100克，蒜苗20克

● 调料 盐2克，辣椒酱3克，鸡精2克

● 做法

①白萝卜去皮洗净，切丁；蒜苗洗净，切段。

②锅下油烧热，放入白萝卜丁翻炒片刻，加盐、辣椒酱炒至入味，快熟时放入蒜苗炒香，加鸡精炒匀，起锅装盘即可。

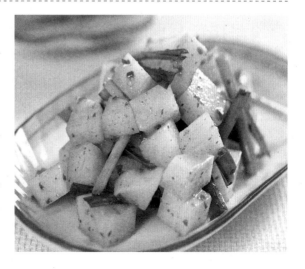

胡萝卜

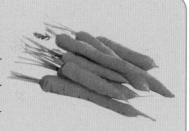

热　　量：	104.5千焦
生糖指数：	71
日食用量：	30克

宜食原因	胡萝卜含有丰富的胡萝卜素，能有效对抗人体内的自由基，具有降血糖、降血压、强心等功效。
最佳搭配	⬡ 胡萝卜+包菜　▶　有效减少癌细胞的产生 ⬡ 胡萝卜+蜂蜜　▶　排毒，预防便秘 ⬡ 胡萝卜+猪心　▶　缓解神经衰弱
禁忌搭配	⊗ 胡萝卜+白萝卜　▶　降低营养价值 ⊗ 胡萝卜+辣椒　▶　破坏维生素C ⊗ 胡萝卜+桃子　▶　降低营养价值 ⊗ 胡萝卜+酒　▶　易导致肝病 ⊗ 胡萝卜+山楂　▶　破坏维生素C
食用注意	脾胃虚寒者，不可生食胡萝卜。

🍚 胡萝卜炒豆芽

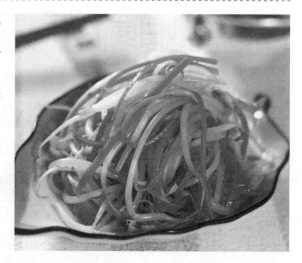

●材料　胡萝卜100克，黄豆芽200克
●调料　橄榄油4克，盐、鸡精、醋各适量
●做法
①将胡萝卜洗净，切丝；黄豆芽洗净备用。
②起锅，下入橄榄油烧热，放入胡萝卜、黄豆芽炒至八成熟。
③最后加入适量盐、鸡精、醋炒匀，起锅装盘即可。

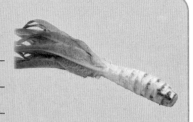

莴笋

热　　量：	58.52千焦
生糖指数：	23
日食用量：	60克

宜食原因	莴笋中含有较多的烟酸，烟酸是胰岛素的激活剂，可以改善糖的代谢功能。

最佳搭配	▽ 莴笋+蒜苗　▶　防治高血压
	▽ 莴笋+芸豆　▶　可补钙
	▽ 莴笋+香菇　▶　利尿通便
	▽ 莴笋+猪肉　▶　补脾益气
	▽ 莴笋+香干　▶　强壮筋骨

禁忌搭配	⊗ 莴笋+蜂蜜　▶　导致腹泻
	⊗ 莴笋+乳酪　▶　引起消化不良
	⊗ 莴笋+细辛　▶　降低药效

食用注意	莴笋下锅前不应挤干水分，这会丧失大量的水溶性维生素。

 ## 莴笋蘑菇

● 材料　莴笋250克，蘑菇200克，甜椒20克
● 调料　盐、素鲜汤、白糖、黄酒、味精、淀粉各适量
● 做法
① 莴笋洗净切片；蘑菇洗净切片；甜椒洗净切片。
② 蘑菇片、莴笋片、甜椒片入锅，加素鲜汤煮沸，再加适量黄酒、盐、白糖、味精烧沸至熟。
③ 用水淀粉勾芡，盛盘即可。

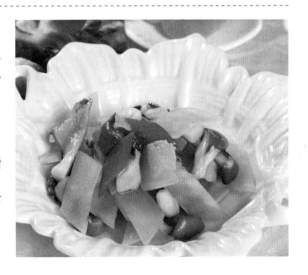

芦笋

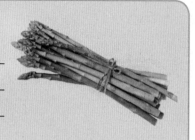

热　　量：79.42千焦
生糖指数：26
日食用量：60克

宜食原因	芦笋所含的香豆素有降低血糖的作用；芦笋中铬含量高，可以调节血液中脂肪与糖分的浓度。
最佳搭配	◎芦笋+百合或冬瓜 ▶ 防癌，抗癌 ◎芦笋+猪肉 ▶ 有利于维生素B$_{12}$的吸收 ◎芦笋+沙拉 ▶ 排毒养颜 ◎芦笋+虾仁 ▶ 醒脑提神，利尿润肺
禁忌搭配	✗芦笋+巴豆 ▶ 引起腹泻 ✗芦笋+羊肉 ▶ 导致腹痛 ✗芦笋+羊肝 ▶ 降低营养价值
食用注意	患有痛风者不宜多食。

 ## 凉拌芦笋

●材料 芦笋300克，金针菇200克
●调料 香油4克,红椒、葱、酱油、
　　　 醋、盐各适量
●做法
①将芦笋洗净，切段；金针菇洗净；
适量红椒、葱洗净，切丝。
②将芦笋、金针菇入沸水中氽熟，摆
盘，撒入红椒丝和葱丝。
③净锅加适量水烧沸，倒入适量酱
油、醋、盐和香油调匀，淋入盘中。

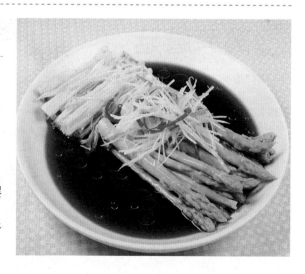

竹笋

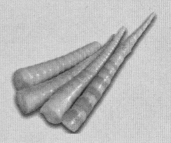

热　　量：79.42千焦

生糖指数：26

日食用量：20～30克

宜食原因	竹笋属低脂肪、低淀粉食物，含较多的膳食纤维，有利水、消渴的功效。
最佳搭配	◇竹笋+鲍鱼　▶　营养全面，易于吸收 ◇竹笋+木耳　▶　清热泻火 ◇竹笋+猪腰　▶　补肾利尿 ◇竹笋+猪肉　▶　辅助治疗肥胖症 ◇竹笋+枸杞子　▶　缓解咽喉疼痛
禁忌搭配	⊗竹笋+山楂　▶　破坏维生素C ⊗竹笋+红糖　▶　生成有害物质 ⊗竹笋+豆腐　▶　易生结石 ⊗竹笋+鹧鸪肉　▶　引起腹胀 ⊗竹笋+羊肉　▶　会引起中毒
食用注意	胃溃疡、胃出血、肾炎、肝硬化、肠炎、尿路结石、低钙、骨质疏松、佝偻病患者不宜多吃竹笋。

浓汤竹笋

- **材料** 竹笋300克，荷兰豆50克，红椒30克
- **调料** 肉松、鸡汤、盐各适量
- **做法**

①将竹笋去笋衣，洗净切片；荷兰豆择好洗净；红椒洗净切条。

②往锅中倒入鸡汤烧热，下入竹笋煮熟，再加入荷兰豆和红椒一同煮熟，最后下入适量盐调好味。

③出锅装碗，放上肉松即可。

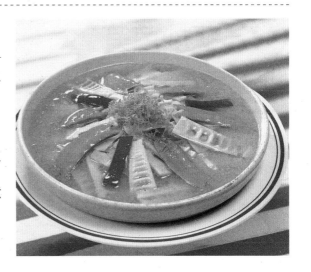

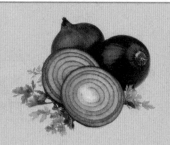

洋葱

热　　量：	163.02千焦
生糖指数：	30
日食用量：	20~50克

宜食原因	洋葱中含有微量元素硒，可修复胰岛细胞并保护其免受损害。
最佳搭配	◎洋葱+鸡蛋 ▶ 利于维生素C和维生素E的吸收 ◎洋葱+火腿 ▶ 防止有害物质生成 ◎洋葱+大蒜 ▶ 防癌，抗癌
禁忌搭配	⊗洋葱+蜂蜜 ▶ 易伤眼睛 ⊗洋葱+癞蛤蟆 ▶ 食则死亡 ⊗洋葱+海产品 ▶ 影响消化吸收
食用注意	①洋葱一次不宜食用过多，容易引起目糊和发热。 ②凡有皮肤瘙痒性疾病、患有眼疾以及胃病、肺胃发炎者要少吃。

洋葱炒芦笋

●**材料** 芦笋200克，洋葱150克
●**调料** 植物油4克，盐、味精各适量
●**做法**
①将芦笋洗净，切成斜段；洋葱洗净，切成片。
②锅中加水烧开，下入芦笋段稍焯后捞出沥水。
③另起锅，加入植物油烧热，下入洋葱爆香后，再下入芦笋稍炒，最后下入适量的盐、味精，炒至熟即可。

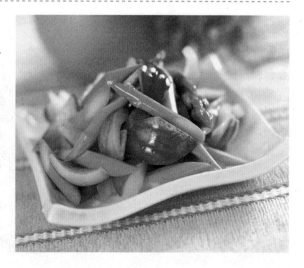

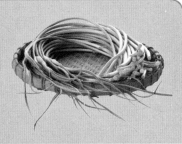

蒜薹

热　　量：	254.98千焦
生糖指数：	30
日食用量：	200克

宜食原因	蒜薹中含有维生素C，能够降血脂。此外，蒜薹还含有丰富大蒜素、丙基二硫醚素，这些成分能通过阻止肝脏对胰岛素的干扰，增加血液中胰岛素的水平。
最佳搭配	▽蒜薹＋木耳　▶　降脂，消肿，止泻 ▽蒜薹＋虾仁　▶　美容 ▽蒜薹＋莴笋　▶　预防高血压 ▽蒜薹＋香干　▶　平衡营养
禁忌搭配	✗蒜薹＋蜂蜜　▶　易伤眼睛 ✗蒜薹＋韭菜　▶　影响消化 ✗蒜薹＋海产品　▶　影响消化
食用注意	①过量食用蒜薹会影响视力。 ②有肝病的人过量食用蒜薹可造成肝功能障碍，消化能力不佳的人也应少吃。

🍚 蒜薹炒山药

● **材料** 山药100克，蒜薹100克，红椒20克
● **调料** 盐、植物油各适量
● **做法**

①将山药去皮洗净，斜切成片；蒜薹洗净，切段；红椒洗净切丝。
②热锅下油，放入蒜薹段和山药片翻炒至八成熟，然后加入红椒丝翻炒至熟。
③调入盐炒匀即可。

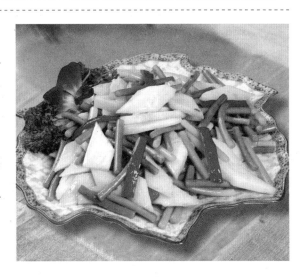

红薯

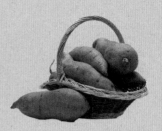

热　　量：	413.82千焦
生糖指数：	55
日食用量：	50 克

宜食原因	红薯中富含的膳食纤维、维生素B$_1$、维生素B$_2$具有减缓餐后血糖升高、降低三酰甘油含量的效果，而且红薯几乎不含脂肪和胆固醇，含热量也低，非常适合糖尿病患者食用。
最佳搭配	▽红薯+咸菜 ▶ 可抑制胃酸 ▽红薯+麦仁 ▶ 健脾和胃 ▽红薯+大米 ▶ 调理脾胃
禁忌搭配	⊗红薯+柿子 ▶ 会造成胃溃疡 ⊗红薯+鸡蛋 ▶ 不容易消化，易腹痛 ⊗红薯+西红柿 ▶ 会得结石、腹泻
食用注意	①不宜生食红薯。因为生红薯中的细胞膜未经高温破坏，淀粉难以消化。 ②不可过量食用红薯。 ③在食用红薯时，一定要煮熟煮透，同时与米面搭配食用，这样既可减少食后的不舒服感，又能起到蛋白质的互补作用。

姜丝红薯

● **材料** 红薯300克，姜丝50克

● **调料** 酱油、盐、味精、水淀粉各适量

● **做法**

①将红薯洗净去皮，切块；锅中油烧热，将红薯投入油锅，炸至呈金黄色且外皮脆时捞出沥油；锅留底油，先放姜丝炝锅，再将红薯倒进锅内。

②锅入适量清水，调入酱油、盐、味精，焖至红薯入味，水淀粉勾芡出锅即可。

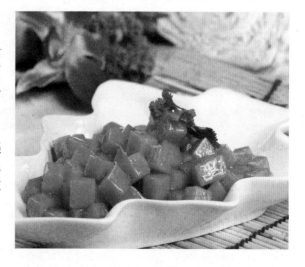

豇豆

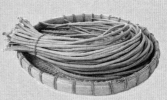

热　　量：121.39千焦

生糖指数：26

日食用量：60克

宜食原因	豇豆的磷脂有促进胰岛素分泌，参加糖代谢的作用。此外，豇豆还含蛋白质、粗纤维素、B族维生素和维生素C等诸多有益成分，是高血压、高血脂、糖尿病病人保健疗疾佳菜。
最佳搭配	▽豇豆+冬瓜　▶　消肿 ▽豇豆+鸡肉　▶　增进食欲 ▽豇豆+大米　▶　益气健脾、消肿
禁忌搭配	⊗豇豆+醋　▶　会破坏豇豆中的胡萝卜素 ⊗豇豆+黄瓜　▶　影响吸收
食用注意	豇豆性味平和，但不宜多食，否则会产生不良后果，尤其气滞便结之人更应慎食。

🍲 姜汁豇豆

●**材料** 豇豆500克，胡萝卜少许，姜20克

●**调料** 盐、酱油、植物油各适量

●**做法**

①豇豆洗净切段；胡萝卜洗净切片；姜洗净去皮切末；锅加水入豇豆氽熟后捞出沥干。

②锅下油，放入姜末、盐、酱油炒匀后淋在豇豆上，将胡萝卜摆盘。

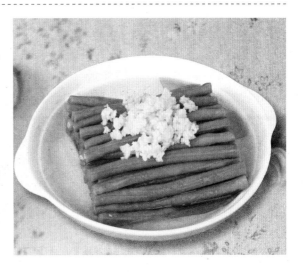

四季豆

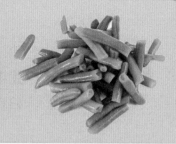

热　　量：117.04千焦
生糖指数：26
日食用量：50～70克

宜食原因	四季豆是血糖生成指数比较低、含高膳食纤维的蔬菜，能防止血糖出现较大的变动。
最佳搭配	♡四季豆+干香菇 ▶ 能保护眼睛，抗癌，抗衰老 ♡四季豆+花椒粉 ▶ 能促进骨骼生长 ♡四季豆+猪肉 ▶ 健脾和胃
禁忌搭配	⊗四季豆+醋 ▶ 破坏营养价值 ⊗四季豆+黄瓜 ▶ 影响吸收 ⊗四季豆+橘子 ▶ 对身体不利
食用注意	①不适宜腹胀者食用。 ②烹饪时间宜长不宜短，要保证四季豆熟透，否则会发生中毒。

 金沙四季豆

●材料 咸鸭蛋黄1个，四季豆300克
●调料 味精、盐、香油各适量
●做法
①将四季豆洗净切成长短一致的条，放入沸水中煮熟，取出沥水。
②将四季豆放入味精、盐，再淋上少许香油，拌匀。鸭蛋黄压碎。
③四季豆装入盘中，再放上咸鸭蛋黄即可。

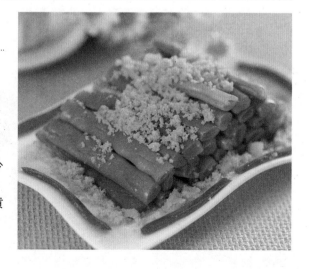

黄豆芽

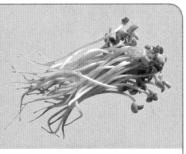

热　　量： 183.92千焦
生糖指数： 22
日食用量： 50克

宜食原因	豆芽对于血糖值的控制有着很好的作用，因为它能够降低血糖，所以糖尿病患者可以多吃一点。
最佳搭配	◯黄豆芽+黑木耳　▶　提供全面营养 ◯黄豆芽+牛肉　▶　预防感冒，防止中暑 ◯黄豆芽+榨菜　▶　帮助消化，增进食欲
禁忌搭配	✕黄豆芽+猪肝　▶　破坏营养 ✕黄豆芽+皮蛋　▶　导致腹泻 ✕黄豆芽+猪蹄　▶　破坏营养
食用注意	黄豆芽性寒，慢性腹泻及脾胃虚寒者忌食。

炒黄豆芽

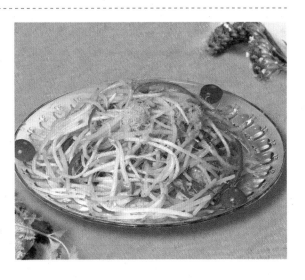

●**材料** 黄豆芽400克，青椒、红椒各30克，粉丝50克
●**调料** 植物油4克，盐、鸡精各适量
●**做法**

①将黄豆芽洗净汆水至熟；青椒、红椒洗净切丝；将粉丝浸泡。

②黄豆芽下锅内翻炒，放粉丝同炒至熟。

③最后加入青椒和红椒一起翻炒均匀，调入适量的盐和鸡精，待入味后装盘即可食用。

绿豆芽

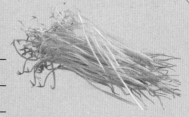

热　　量：75.24千焦
生糖指数：22
日食用量：30克

宜食原因	绿豆芽有清除血管壁中堆积的胆固醇和脂肪、减少消化系统对糖分的吸收、防止心血管病变的作用。
最佳搭配	◇绿豆芽+猪肚　▶　降低胆固醇吸收 ◇绿豆芽+韭菜　▶　解毒，补肾，减肥 ◇绿豆芽+鸡肉　▶　降低心血管疾病及高血压病的发病率
禁忌搭配	⊗绿豆芽+猪肝　▶　降低营养价值 ⊗绿豆芽+猪蹄　▶　破坏营养 ⊗绿豆芽+狗肉　▶　对身体不利
食用注意	绿豆芽纤维较粗，不易消化，且性质偏寒，所以脾胃虚寒之人不宜多食。

🍚 豆腐皮拌豆芽

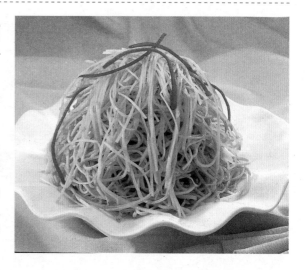

- **材料** 豆腐皮300克，绿豆芽200克，甜椒30克
- **调料** 盐4克，味精2克，生抽8克，香油适量
- **做法**

①豆腐皮、甜椒分别洗净切丝；绿豆芽洗净。

②将备好的材料放入开水中稍烫，捞出，沥干水分，放入容器里。

③往容器里加盐、味精、生抽、香油搅拌均匀，装盘。

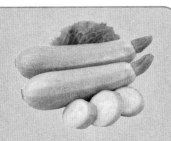

西葫芦

热　　量：	75.24千焦
生糖指数：	26
日食用量：	80克

宜食原因	西葫芦所含的葫芦巴碱能增进人体的新陈代谢，促进胰岛素分泌，抑制糖类转化为脂肪，从而起到有效预防糖尿病的作用。
最佳搭配	◇西葫芦+豆腐　▶　起减肥美容作用 ◇西葫芦+鸡蛋　▶　补充动物蛋白 ◇西葫芦+洋葱　▶　增强免疫力
禁忌搭配	⊗西葫芦+西红柿　▶　破坏营养 ⊗西葫芦+芦笋　▶　加重脾胃虚寒
食用注意	不宜生吃；脾胃虚寒的人应少吃。

 醋熘西葫芦

- **材料** 西葫芦500克，红尖椒30克
- **调料** 香油4克，盐、味精、生抽、白醋各适量
- **做法**

①将西葫芦、红尖椒洗净，改刀，入沸水中氽熟，装盘。

②把香油、适量的盐、味精、生抽和白醋一起放入碗中，调匀成调味汁，均匀淋在西葫芦和红尖椒上即可。

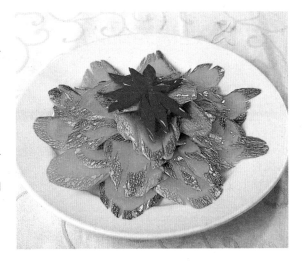

莲藕

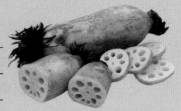

热　　量:	292.6千焦
生糖指数:	38
日食用量:	50克

宜食原因	莲藕含高纤维素，能促进肠蠕动，对控制血糖有辅助治疗作用。
最佳搭配	▽ 莲藕+虾子 ▶ 可改善肝脏功能 ▽ 莲藕+鳝鱼 ▶ 可起到滋阴健脾之效 ▽ 莲藕+牛蒡 ▶ 可有效地排毒
禁忌搭配	⊗ 莲藕+白萝卜 ▶ 生食寒性大 ⊗ 莲藕+菊花 ▶ 引起腹泻 ⊗ 莲藕+人参 ▶ 药性相反
食用注意	产妇不宜过早食用莲藕。

红枣莲藕猪蹄汤

● 材料 莲藕、猪蹄各150克，黑豆、红枣、当归各适量
● 调料 盐4克，姜片3克，清汤适量
● 做法
① 将莲藕洗净切成块；猪蹄洗净斩块。
② 黑豆、红枣洗净浸泡20分钟。
③ 净锅上火倒入清汤，下入姜片、当归，调入盐烧开，下入猪蹄、莲藕、黑豆、红枣煲至熟即可。

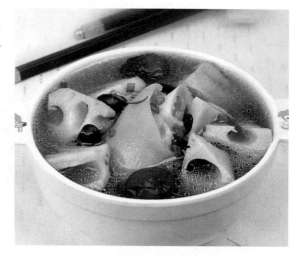

茭白

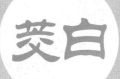

热　　量：96.27千焦
生糖指数：26
日食用量：50克

宜食原因	茭白中含有大量钾元素和维生素，能起到利尿的功效，同时常食还能降血脂、降血糖。
最佳搭配	♡茭白+牛肉 ▶　催乳汁 ♡茭白+芹菜 ▶　降低血压 ♡茭白+西红柿 ▶　清热解毒、利尿降压 ♡茭白+香菇 ▶　清中兼补、不燥不腻
禁忌搭配	✖茭白+豆腐 ▶　易形成结石 ✖茭白+蜂蜜 ▶　引发痼疾
食用注意	茭白不适宜阳痿、遗精、脾虚胃寒、肾脏疾病、尿路结石或尿中草酸盐类结晶较多、腹泻者食用。

辣味拌茭白

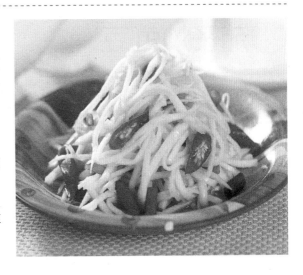

● **材料** 茭白250克，辣椒50克，葱1根，蒜少许
● **调料** 盐3克，味精3克
● **做法**
①茭白洗净切丝；辣椒洗净切条；葱洗净切圈；蒜洗净剁成蓉。
②茭白丝稍焯后，捞出。
③蒜、葱、辣椒爆香后，加入茭白丝一起拌炒至熟，调入盐、味精即可。

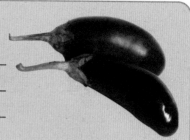

茄子

热　量：	87.90千焦
生糖指数：	25
日食用量：	70克

宜食原因	茄子的脂肪和热量含量都极低，适合糖尿病患者食用。
最佳搭配	▽茄子+鸡蛋　▶　降低胆固醇的吸收 ▽茄子+火腿　▶　营养健康 ▽茄子+猪肉　▶　降低胆固醇的吸收 ▽茄子+鳗鱼　▶　降低胆固醇的吸收
禁忌搭配	✖茄子+螃蟹　▶　伤损肠胃 ✖茄子+黑鱼　▶　引起腹痛 ✖茄子+墨鱼　▶　引起霍乱
食用注意	凡是虚寒腹泻、皮肤疮疡、目疾患者以及孕妇忌食。

🍚 茄子炒豇豆

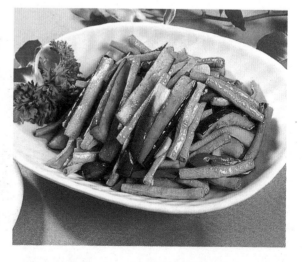

- **材料** 茄子200克，豇豆200克，辣椒适量
- **调料** 植物油4克，盐、味精、酱油各适量
- **做法**

①茄子、辣椒洗净切段；豇豆洗净切段。

②锅中下入植物油烧热，放辣椒段爆香，下入茄子段、豇豆段大火煸炒至熟。

③最后下入适量盐、味精、酱油调味，翻炒均匀，装盘即可。

山药

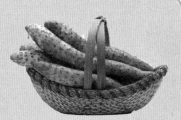

热　　量：	234.40千焦
生糖指数：	51
日食用量：	60克

宜食原因	山药升糖指数低，能令血糖上升缓慢，且含有黏液蛋白，有降低血糖的功效。
最佳搭配	◎山药+胡萝卜　▶　美容养颜 ◎山药+黑木耳　▶　营养丰富 ◎山药+玉米　▶　增强人体免疫力 ◎山药+羊肉　▶　补脾健胃 ◎山药+扁豆　▶　增强人体免疫力
禁忌搭配	✖山药+鹿肉　▶　生涩、容易引起便秘 ✖山药+鲫鱼　▶　不利于营养物质的吸收 ✖山药+黄瓜　▶　降低营养价值 ✖山药+菠菜　▶　降低营养价值
食用注意	山药有收涩的作用，故大便燥结者不宜食用。

🍚 山药炖鸡汤

● **材料** 山药250克，胡萝卜100克，鸡腿100克
● **调料** 盐适量
● **做法**

①山药洗净切块；胡萝卜削皮，洗净，切块；鸡腿洗净剁块，放入沸水中汆烫。鸡腿、胡萝卜先下锅，加适量水。

②大火煮开后转小火炖15分钟，续下山药转大火煮沸，转小火续煮10分钟，加盐调味，盛盘即可。

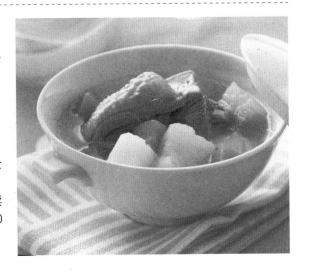

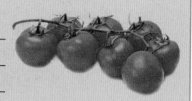

西红柿	**热 量：** 79.42千焦
	生糖指数： 30
	日食用量： 170克

宜食原因	西红柿的含糖量并不高，且富含维生素C和番茄红素，常吃能提高人体的免疫功能，预防糖尿病并发症。
最佳搭配	▽西红柿+芹菜 ▶ 降压、健胃消食 ▽西红柿+鸡蛋 ▶ 有利于吸收营养 ▽西红柿+花菜 ▶ 防癌抗癌
禁忌搭配	✕西红柿+黄瓜 ▶ 破坏维生素C ✕西红柿+南瓜 ▶ 破坏维生素C ✕西红柿+胡萝卜 ▶ 破坏维生素C ✕西红柿+猪肝 ▶ 破坏维生素C ✕西红柿+鱼肉 ▶ 抑制铜的释放量 ✕西红柿+绿豆 ▶ 伤元气
食用注意	急性肠炎、菌痢及溃疡活动期病人不宜食用。

芦笋炒西红柿

- **材料** 西红柿、芦笋各200克，香菜5克
- **调料** 盐2克，味精1克
- **做法**

①西红柿洗净，切块；芦笋去壳，洗净，切块；香菜洗净，切碎。

②油烧热，放入芦笋和西红柿翻炒。

③加入盐炒熟，放入味精调味，撒上香菜即可。

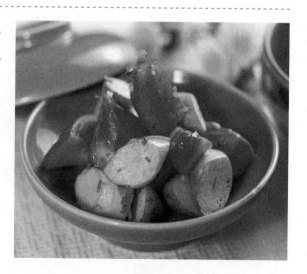

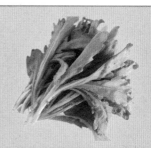

茼蒿

热　　量：	87.90千焦
生糖指数：	25
日食用量：	50～100克

宜食原因	茼蒿含丰富的维生素、胡萝卜素及多种氨基酸，有利于身体健康，而含糖低，不会造成血糖波动。
最佳搭配	◇茼蒿+肉类　▶　帮助充分吸收维生素 ◇茼蒿+猪心　▶　开胃健脾，降压补脑 ◇茼蒿+鸡蛋　▶　帮助充分吸收维生素A
禁忌搭配	✕茼蒿+草鱼　▶　易引起消化不良 ✕茼蒿+醋　▶　降低营养价值 ✕茼蒿+胡萝卜　▶　破坏维生素C
食用注意	①茼蒿气浊、易上火，一次忌食过量。 ②茼蒿辛香滑利，胃虚泄泻者不宜多食。

素炒茼蒿

● 材料　茼蒿500克，蒜蓉10克
● 调料　盐、鸡精各适量
● 做法
①将茼蒿洗净，切段。
②起锅，放入适量的油烧热，加入蒜蓉爆香，倒入茼蒿快速翻炒至熟。
③放入盐和鸡精调味，出锅装盘即可食用。

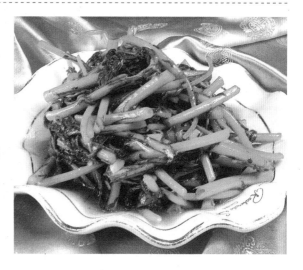

菌类 ▶

黑木耳

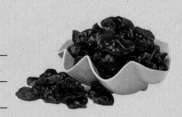

热　量： 87.90千焦
生糖指数： 26
日食用量： 15克

宜食原因	黑木耳营养价值高，具有调节血脂、血糖的功效，对预防高血脂、高血糖等疾病有显著效果。
最佳搭配	♡木耳（水发）+春笋 ▶ 能起到补血作用 ♡木耳（水发）+红枣 ▶ 能起到补血作用 ♡木耳（水发）+蒜薹 ▶ 能起到降低血脂的作用 ♡木耳（水发）+包菜 ▶ 能健胃补脑，强身生津 ♡木耳（水发）+马蹄 ▶ 可补气强身 ♡木耳（水发）+竹笋 ▶ 能清热泻火
禁忌搭配	⊗木耳（水发）+田螺 ▶ 不利于消化 ⊗木耳（水发）+野鸡 ▶ 野鸡有小毒，二者同食易诱发痔疮出血 ⊗木耳（水发）+野鸭 ▶ 野鸭性凉，味甘，同食易消化不良 ⊗木耳（水发）+白萝卜或青萝卜 ▶ 引起皮炎
食用注意	出血性疾病、腹泻者忌食，孕妇少食。

胡萝卜烩木耳

●**材料** 水发木耳250克，胡萝卜80克
●**调料** 料酒、盐、生抽、鸡精、姜片各适量，橄榄油5克
●**做法**
①将木耳洗净；胡萝卜洗净切片。
②炒锅置火上，倒入橄榄油烧热，待油烧至七成熟时，放入姜片煸炒，随后放木耳稍炒一下，再加入胡萝卜片翻炒，依次放入料酒、盐、生抽、鸡精调味，翻炒至熟即可。

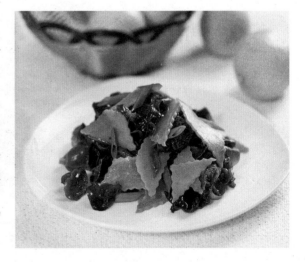

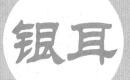

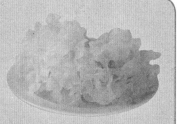

热　　量：	836千焦
生糖指数：	26
日食用量：	15克

宜食原因	银耳中含有较多的银耳多糖，它对胰岛素降糖活性有明显影响，因此对控制血糖有利。
最佳搭配	▽银耳+木瓜　▶　美容美体 ▽银耳+冰糖　▶　滋补强壮 ▽银耳+百合　▶　治疗失眠
禁忌搭配	✖银耳+菠菜　▶　形成难溶性化合物 ✖银耳+蛋黄　▶　形成难溶性化合物 ✖银耳+动物肝脏　▶　形成难溶性化合物
食用注意	外感风寒、出血症患者慎用。

 # 银耳西红柿汤

● 材料　银耳40克，西红柿200克
● 调料　盐适量
● 做法
①将银耳用温水泡发，去杂质洗净，撕碎；西红柿洗净，切块。
②在锅内加适量水，放入银耳、西红柿块，大火煮沸至熟，调入盐即成。

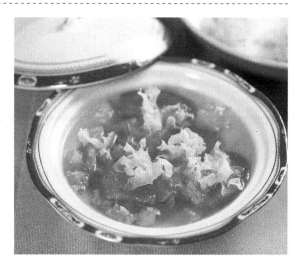

香菇

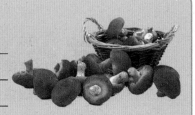

热　　量：79.42千焦
生糖指数：28
日食用量：4朵

宜食原因	香菇中含有较丰富的硒，能降低血糖，改善糖尿病症状。
最佳搭配	◇香菇+虾仁 ▶ 滋补强壮、消食化痰、清神降压 ◇香菇+木瓜 ▶ 消脂降压 ◇香菇+豆腐 ▶ 有利于营养吸收
禁忌搭配	⊗香菇+鹌鹑肉+鹌鹑蛋 ▶ 面生黑斑、长痔疮 ⊗香菇+河蟹 ▶ 易引起结石症状 ⊗香菇+西红柿 ▶ 破坏类胡萝卜素
食用注意	香菇为"发物"，脾胃寒湿、气滞者和患有顽固性皮肤瘙痒症者不宜食用。

 ## 香菇瘦肉酿苦瓜

- 材料 苦瓜250克，鸡蛋3个，猪肉100克，虾、香菇各30克
- 调料 淀粉、盐、葱花各适量，橄榄油5克
- 做法

① 苦瓜洗净，切段，去瓤，焯透；将猪肉、虾、香菇洗净剁蓉；用鸡蛋调成馅，再用苦瓜填馅，两端用淀粉封口。

② 锅入橄榄油烧热，苦瓜炸至金色，蒸透。将蒸汁倒入锅内，加盐、葱花调味，浇在苦瓜上。

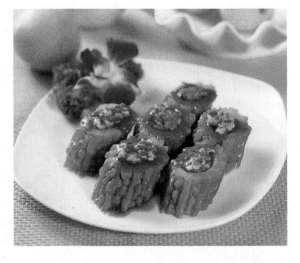

Part 4　患了糖尿病，还是有很多食物可以吃　117

草菇

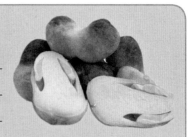

热　　量：96.14千焦
生糖指数：28
日食用量：20克

宜食原因	草菇具有清热解暑、养阴生津、降血糖、降血脂等功效，可预防糖尿病，增强人体免疫力。
最佳搭配	▽ 草菇+豆腐　▶　降压降脂 ▽ 草菇+虾仁　▶　补肾壮阳 ▽ 草菇+毛豆　▶　增强抵抗力
禁忌搭配	⊗ 草菇+驴肉　▶　易引起心绞痛 ⊗ 草菇+西红柿　▶　破坏类胡萝卜素 ⊗ 草菇+绿豆　▶　对身体不利
食用注意	草菇性寒，平素脾胃虚寒之人忌食。

 ## 草菇扒芥菜

● **材料** 芥菜200克，草菇300克，大蒜10克
● **调料** 老抽、盐、鸡精各适量，橄榄油5克
● **做法**
① 将芥菜洗净入沸水锅中汆水至熟；草菇洗净；大蒜去皮，洗净，切片。
② 锅中加入橄榄油烧热，大蒜爆香，倒入草菇滑炒片刻，再倒入老抽和少许清水烹调至熟。
③ 加盐和鸡精，将草菇倒在芥菜上。

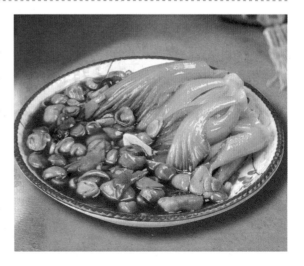

口蘑

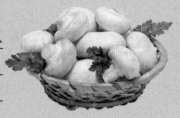

热 量：	1012.98千焦
生糖指数：	28
日食用量：	30克

宜食原因	富含微量元素硒的口蘑是良好的补硒食品。喝下口蘑汤数小时后，血液中的硒含量和血红蛋白数量就会增加，并且血中谷胱甘肽过氧化酶的活性会显著增强，它能够降低因缺硒引起的血压升高和增加的血黏度，从而起到预防糖尿病的作用。
最佳搭配	◇口蘑+鸡肉 ▶ 补中益气 ◇口蘑+虾丁 ▶ 减肥 ◇口蘑+冬瓜 ▶ 利小便
禁忌搭配	⊗口蘑+味精 ▶ 鲜味丢失 ⊗口蘑+驴肉 ▶ 对身体不利 ⊗口蘑+绿豆 ▶ 对身体不利
食用注意	市场上有泡在液体中的袋装口蘑，食用前一定要多漂洗几遍，以去掉某些化学物质。

尖椒拌口蘑

●**材料** 口蘑50克，青尖椒、红尖椒各30克

●**调料** 香油、盐各适量

●**做法**

①将口蘑洗净，泡发，切片；青尖椒和红尖椒均去蒂，洗净切片。

②将切好的口蘑、青尖椒、红尖椒加入沸水中焯熟。

③将口蘑、青尖椒、红尖椒、香油、精盐一起装盘，拌匀即可。

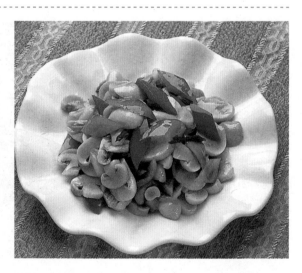

金针菇

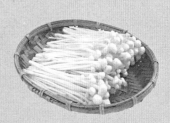

热　　量：108.68千焦
生糖指数：29
日食用量：20~30克

宜食原因	金针菇含有丰富的锌元素，可增加对胰岛素的敏感性，降低糖尿病并发症的发病率。金针菇中还含有人体所必需的八种氨基酸，可为糖尿病患者提供丰富的营养成分。
最佳搭配	▽金针菇+豆腐 ▶ 降血压、降血糖、减肥 ▽金针菇+白萝卜 ▶ 可缓解消化不良 ▽金针菇+菠菜 ▶ 健脾和胃
禁忌搭配	⊗金针菇+驴肉 ▶ 引起心痛 ⊗金针菇+牛奶 ▶ 消化不良 ⊗金针菇+蛤蜊 ▶ 破坏金针菇中的维生素B$_1$，导致营养流失
食用注意	①金针菇性寒，故平素脾胃虚寒、腹泻便溏的人忌食。 ②金针菇不宜生吃，宜在沸水中烫过后再进行烹制。

黄花菜炒金针菇

●**材料** 金针菇200克，黄花菜100克，
　　　　 青椒、红椒各30克
●**调料** 盐3克，植物油适量
●**做法**
①将金针菇洗净；黄花菜泡发，洗净；红椒、青椒洗净，去籽，切条。
②油锅烧热，放入红椒、青椒爆香。
③再放入金针菇、黄花菜，调入盐，炒熟即可。

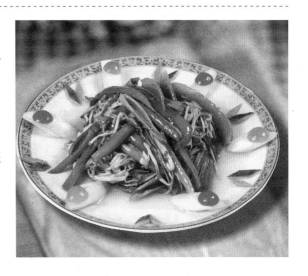

水果 ▶

苹果

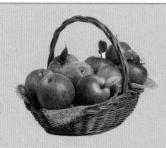

热　　量：217.36千焦
生糖指数：36
日食用量：半个

宜食原因	苹果所含的果胶，能预防胆固醇增高，减少血糖含量。
最佳搭配	♡苹果+腌制食品 ▶ 防癌 ♡苹果+银耳 ▶ 润肺止咳 ♡苹果+香蕉 ▶ 防止铅中毒 ♡苹果+绿茶 ▶ 防癌、抗老化 ♡苹果+茶叶 ▶ 保护心脏
禁忌搭配	⊗苹果+海味 ▶ 腹痛、恶心、呕吐 ⊗苹果+胡萝卜 ▶ 破坏维生素C ⊗苹果+白萝卜 ▶ 导致甲状腺肿
食用注意	①患有胃寒病者忌食生冷苹果。 ②吃苹果宜在饭后2小时或饭前1小时进行。因为饭后立即吃苹果，不但不会助消化，反而会造成胀气和便秘。

芦笋苹果汁

●材料　芦笋100克，生菜50克，苹果
　　　　1个，柠檬1/3个

●做法

①将芦笋洗净，切成小块；生菜洗净，撕碎。

②将一个苹果洗净，去皮去籽，切成小块；柠檬洗净；所有材料一起放入榨汁机中。

③榨出汁，倒入杯中即可饮用。

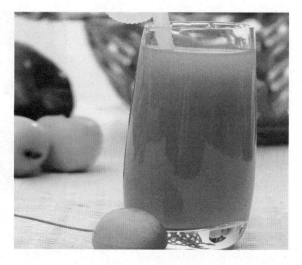

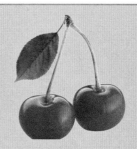

樱桃

热　　量：	192.28千焦
生糖指数：	22
日食用量：	5~10个

宜食原因	樱桃中富含的花青素苷是一种抗氧化剂，能改善血管壁弹性，从而控制糖尿病并发症的发生。
最佳搭配	▽ 樱桃+肉类 ▶ 可使肉味更鲜美，颜色更鲜艳 ▽ 樱桃+米酒 ▶ 祛风活血 ▽ 樱桃+银耳 ▶ 补虚强身、除痹止痛、美容养颜 ▽ 樱桃+白糖 ▶ 对慢性气管炎有疗效 ▽ 樱桃+葱 ▶ 对麻疹有疗效
禁忌搭配	⊗ 樱桃+黄瓜 ▶ 黄瓜中的分解酶会破坏樱桃中的维生素C ⊗ 樱桃+牛肝 ▶ 破坏维生素C ⊗ 樱桃+猪肚 ▶ 易引起消化不良
食用注意	①樱桃性热，热性病及虚热咳嗽者忌食。 ②樱桃多吃容易上火，所以患有便秘、痔疮、高血压、喉咙肿痛者少吃为宜。 ③樱桃补气养血，不过每天的食用量不能超过200克。

 # 樱桃西红柿汁

● **材料** 柳橙1个，樱桃300克，西红柿1个

● **做法**

①将柳橙去皮，洗净剖半，榨汁。

②再将樱桃、西红柿分别洗净切成小块，放入榨汁机内榨成汁。

③以滤网过滤残渣，和柳橙汁混合搅拌即可。

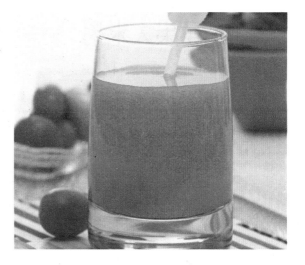

山楂

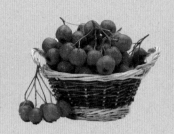

热　　量:	397.1千焦
生糖指数:	29
日食用量:	3～4个

宜食原因	山楂中含有丰富的钙、维生素C、黄酮类物质、胡萝卜素及有机酸，可降低血糖、血压、血脂，预防高血压、高脂血症以及糖尿病性脑血管疾病。
最佳搭配	◯山楂+芹菜　▶　补血、消食、通便 ◯山楂+鸡肉　▶　促进蛋白质的吸收 ◯山楂+兔肉　▶　补益气血、养胃消食 ◯山楂+排骨　▶　祛斑消瘀 ◯山楂+白糖　▶　降低血脂、改善消化、增进食欲
禁忌搭配	⊗山楂+南瓜　▶　破坏维生素C ⊗山楂+黄瓜　▶　破坏维生素C ⊗山楂+海鲜　▶　不易消化，引起便秘、腹痛、恶心
食用注意	①山楂味酸有敛性，患胃及十二指肠溃疡和胃酸过多者切忌多食，以免因酸多加重病情。 ②各种炎症患者也应忌食，因其酸敛之性会影响炎症的改善。

山楂苹果大米粥

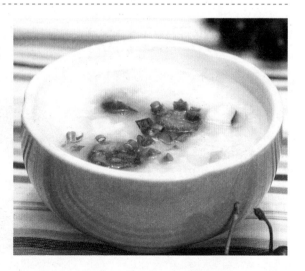

- **材料** 山楂干15克，苹果50克，大米100克
- **调料** 葱花少许，冰糖5克
- **做法**

①大米淘洗干净；苹果洗净切小块；山楂干洗净。

②锅置火上，放入大米，加适量清水煮至八成熟。

③再放入苹果、山楂干煮至米烂，放入冰糖熬溶后调匀，撒上葱花即可。

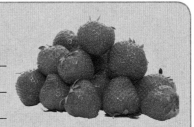

草莓

热　　量：	125.4千焦
生糖指数：	29
日食用量：	150克

宜食原因	草莓热量较低，可防止餐后血糖值迅速上升，不会增加胰腺负担。

最佳搭配	▽草莓+牛奶 ▶ 有助于人体对维生素B_{12}的吸收
	▽草莓+红糖 ▶ 利咽润肺
	▽草莓+蜂蜜 ▶ 补虚养血

禁忌搭配	✗草莓+黄瓜 ▶ 破坏维生素C
	✗草莓+牛肝 ▶ 破坏维生素C
	✗草莓+南瓜 ▶ 破坏维生素C
	✗草莓+钙剂 ▶ 易形成结石
	✗草莓+樱桃 ▶ 容易上火

食用注意	①草莓中含有较多的草酸钙，尿路结石病人不宜多吃。②草莓中有一种草酸性物质会导致胎儿的毛细血管发育不良，故孕妇应少吃。

草莓芹菜汁

●材料　草莓200克，芹菜100克
●做法
①将草莓洗净，去蒂；芹菜去根，洗净，切小段。
②将草莓与芹菜一同放入榨汁机中，榨成汁即可饮用。

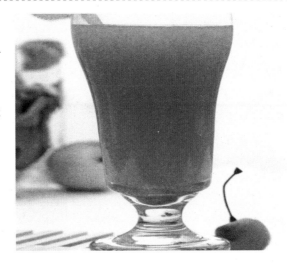

菠萝

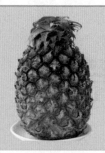

热　量	171.38千焦
生糖指数	65
日食用量	50克

宜食原因	菠萝中富含果胶，能调节胰岛素的分泌，从而有效控制血糖的上升。菠萝中还富含膳食纤维，能有效降低血糖，可降低糖尿病患者对胰岛素药物的依赖性。
最佳搭配	◎菠萝+淡盐水 ▶ 味美且可以预防过敏 ◎菠萝+茅根 ▶ 缓解肾炎 ◎菠萝+鸡肉 ▶ 补虚填精、温中益气 ◎菠萝+猪肉 ▶ 促进蛋白质吸收
禁忌搭配	✕菠萝+牛奶 ▶ 影响消化吸收 ✕菠萝+萝卜 ▶ 破坏维生素C ✕菠萝+鸡蛋 ▶ 影响消化吸收
食用注意	①菠萝含有蛋白酶，有过敏体质的人食之会引起菠萝中毒。由于菠萝朊酶有溶解阻塞于组织中的纤维蛋白质和血凝块的作用，因此有溃疡病、肾脏病、凝血功能障碍者应禁食菠萝。 ②发热及患有湿疹、疥疮者不宜多吃；菠萝过敏者忌食。

菠萝汁

● **材料** 菠萝200克，冷开水50克

● **做法**

①将菠萝去皮，洗净，切成小块。
②把菠萝放入榨汁机内，加冷开水，搅打成汁。
③倒入杯中即可饮用。

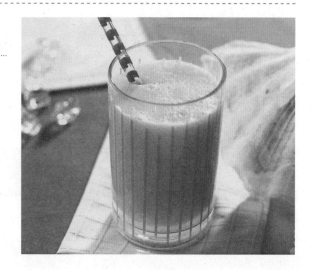

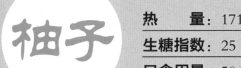

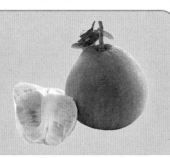

热　　量：	171.38千焦
生糖指数：	25
日食用量：	50克

宜食原因	柚子中含有铬，有助于调节血糖水平。
最佳搭配	▽柚子+栗子　▶　可以预防感冒，防治牙龈出血，促进伤口愈合 ▽柚子+鸡肉　▶　补肺、下气、消痰止咳 ▽柚子+芹菜　▶　美容减肥
禁忌搭配	✕柚子+药　　　影响药物正常代谢 ✕柚子+螃蟹　▶　刺激肠胃 ✕柚子+胡萝卜　▶　破坏维生素C ✕柚子+黄瓜　▶　破坏维生素C ✕柚子+猪肝　▶　破坏维生素C
食用注意	①因柚子性寒，故气虚体弱之人不宜多食。 ②柚子有滑肠之效，故腹部寒冷、常患腹泻者宜少食。

沙田柚汁

●材料 沙田柚300克

●做法

①将沙田柚的厚皮去掉，切成可放入榨汁机中的大小适当的块。

②放入榨汁机内榨成汁即可。

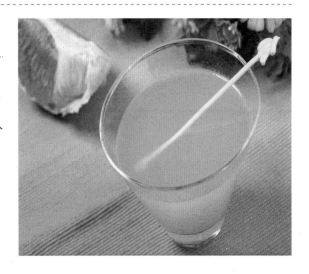

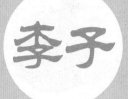 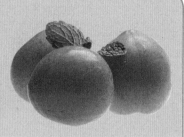

李子

| 热　　量：150.48千焦 |
| 生糖指数：27 |
| 日食用量：60克 |

宜食原因	李子富含维生素B$_1$、维生素B$_2$、钙等成分，这些成分都参与体内糖分的代谢；所含的钙，不仅能防治糖尿病性骨质疏松症，还能有效预防糖尿病引起的肾病并发症。
最佳搭配	♡李子+牛奶 ▶ 口感极佳 ♡李子+香蕉 ▶ 清热润肠 ♡李子+绿茶 ▶ 清热利湿、活血利水
禁忌搭配	✖李子+鸡肉 ▶ 引起腹泻 ✖李子+杏 ▶ 伤脾胃 ✖李子+鸭蛋 ▶ 伤脾胃 ✖李子+鸡蛋 ▶ 引起中毒
食用注意	①李子生痰、助湿，故脾胃虚弱、胃酸过多、胃及十二指肠溃疡患者，体虚气弱者不宜多食。 ②肠胃消化不良者应少吃，一旦食用过量会引起轻微的腹泻。 ③李子含有氢氰酸，多食会引起中毒，易生痰湿、伤脾胃，又损齿，故脾虚痰湿者及小儿不宜多吃。

李子牛奶饮

●材料 李子200克，牛奶200克

●做法

①将李子洗净，去核取肉，再放入榨汁机中。
②再倒入牛奶，榨成汁即可饮用。

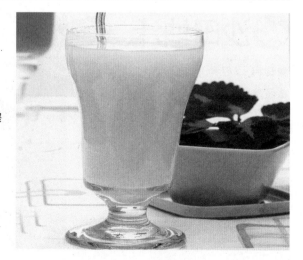

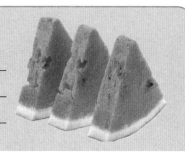

西瓜

热　　量：104.5千焦

生糖指数：60

日食用量：50克

宜食原因	西瓜含有人体所需的多种营养成分，且不含脂肪和胆固醇，水分多，热量低，适合糖尿病患者食用。
最佳搭配	▽ 西瓜+大蒜　▶　营养丰富，对慢性肾炎浮肿和肝硬化腹水有较好的疗效 ▽ 西瓜+冰糖　▶　对吐血和大便下血有一定疗效 ▽ 西瓜+绿茶+薄荷　▶　提神醒脑、稳定情绪 ▽ 西瓜+鸡蛋　▶　滋阴润燥 ▽ 西瓜+鳝鱼　▶　补虚损、祛风湿
禁忌搭配	⊗ 西瓜+海虾　▶　呕吐、头晕、恶心、腹痛、腹泻 ⊗ 西瓜+冰激凌　▶　腹泻 ⊗ 西瓜+羊肉　▶　伤元气 ⊗ 西瓜+油条　▶　引起呕吐
食用注意	①西瓜属寒性果品，吃多了容易伤脾胃，引起腹痛或腹泻，因此，脾胃虚寒、寒积腹痛、小便频数、小便量多以及平常有慢性肠炎、胃炎、胃及十二指肠溃疡等属于虚冷体质的人均不宜多吃。 ②病后、产后以及妇女行经期间忌食。

西红柿西瓜西芹汁

●材料 西红柿1个，西瓜200克，西芹50克

●做法

①将西红柿洗净，去皮并切块；西瓜洗净去皮，切成薄片；西芹去根，撕去老皮，洗净切成小块。

②将所有材料放入榨汁机中，一起搅打成汁，滤出果肉即可。

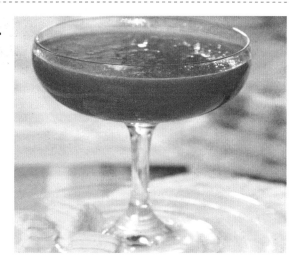

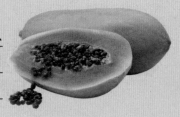

木瓜

热　　量：113.01千焦	
生糖指数：30	
日食用量：1/4个	

宜食原因	木瓜含有蛋白分解酶，有助于分解蛋白质和淀粉，降低血糖。
最佳搭配	◎木瓜+牛奶　▶　美容养颜 ◎木瓜+蜂胶　▶　消炎、抗癌 ◎木瓜+蘑菇　▶　减脂降压 ◎木瓜+带鱼　▶　补气养血
禁忌搭配	✖木瓜+南瓜　▶　使其营养价值降低 ✖木瓜+胡萝卜　▶　影响维生素C的吸收 ✖木瓜+虾　▶　易生成有毒元素 ✖木瓜+油炸食品　▶　引起腹泻、腹痛
食用注意	①小便淋涩疼痛患者忌食木瓜。 ②木瓜不宜多食。

🍽 黄瓜木瓜柠檬汁

●材料 黄瓜2根，木瓜400克，柠檬半个

●做法

①将黄瓜洗净，切成块；木瓜洗净，去皮，去瓢，切块；柠檬洗净，切成小片。

②将所有材料放入榨汁机中榨出果汁即可。

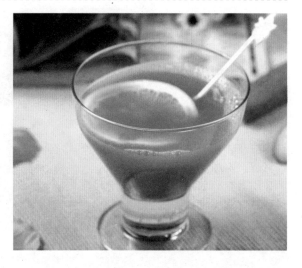

柠檬

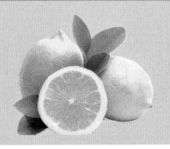

热　　量：	146.3千焦
生糖指数：	34
日食用量：	1/6个

宜食原因	柠檬含糖量很低，且具有止渴生津、健胃健脾等功效，对糖尿病、血脂异常有很好的防治效果。
最佳搭配	▽柠檬+蜂蜜　▶　可达到养颜美容之效 ▽柠檬+醋　▶　可减肥美容 ▽柠檬+鸡肉　▶　促进食欲 ▽柠檬+芍药　▶　缓解压力 ▽柠檬+香菇　▶　治风破血
禁忌搭配	✕柠檬+海鲜　▶　引起食物中毒 ✕柠檬+牛奶　▶　影响蛋白质的吸收 ✕柠檬+山楂　▶　影响肠胃消化功能 ✕柠檬+胡萝卜　▶　破坏维生素C
食用注意	①柠檬味极酸，易伤筋损齿，不宜食过多。 ②牙痛者忌食。 ③胃及十二指肠溃疡或胃酸过多患者忌用。

 # 黄瓜柠檬汁

●**材料** 黄瓜300克，柠檬50克

●**做法**

①取黄瓜洗净、切块，稍焯水，捞出，切碎。

②将柠檬洗净，切片。

③将黄瓜和柠檬一起放入榨汁机中，加少量温开水榨成汁即可。

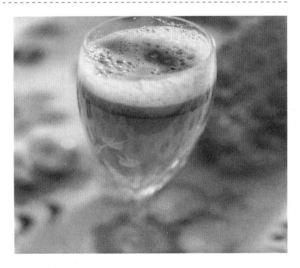

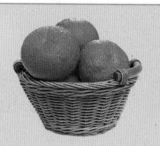

热　　量：	179.74千焦
生糖指数：	33
日食用量：	1个

宜食原因	食用柑橘可以降低血糖水平、胰岛素水平及总胆固醇量、三酰甘油量，因而利于糖尿病患者食用。
最佳搭配	◇柑橘+牛奶　▶　清凉解渴、防癌抗癌 ◇柑橘+金橘+紫蒜　▶　行气、散结止痛 ◇柑橘+生姜　▶　缓解感冒 ◇柑橘+桂圆+冰糖　▶　缓解痢疾
禁忌搭配	✕柑橘+螃蟹　▶　容易患上软痈 ✕柑橘+动物肝脏　▶　破坏维生素C ✕柑橘+萝卜　▶　诱发或导致甲状腺肿
食用注意	风寒咳嗽、痰饮咳嗽者不宜食用柑橘。

 # 柑橘香蕉汁

●**材料** 香蕉1根，柑橘60克

●**做法**

①柑橘去皮洗净，去籽，对半切开。
②香蕉剥皮，切成小块。
③将香蕉、柑橘放入搅拌机内，搅打成汁即可。

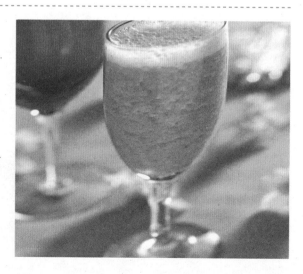

橙子

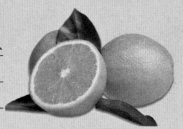

热　　量：196.46千焦
生糖指数：31
日食用量：半个

宜食原因	橙子含糖量低，常食有助于预防糖尿病，增强抵抗力。	
最佳搭配	◯ 橙子+橘子 ▶	提高人体免疫力
	◯ 橙子+黄酒 ▶	辅治乳腺炎
	◯ 橙子+蜂蜜 ▶	辅治胃气不和、呕逆少食
	◯ 橙子+玉米 ▶	促进维生素的吸收
禁忌搭配	✗ 橙子+牛奶 ▶	影响消化吸收
	✗ 橙子+水獭肉 ▶	头晕、恶心
	✗ 橙子+黄瓜 ▶	破坏维生素C
	✗ 橙子+兔肉 ▶	破坏维生素C
	✗ 橙子+螃蟹 ▶	破坏维生素C
食用注意	橙子性凉，味酸，一次不宜多食，因为过多食用橙子等柑橘类水果会引起中毒，出现手、足乃至全身皮肤变黄现象，严重者还会出现恶心、呕吐、烦躁、精神不振等症状，也就是老百姓常说的"橘子病"，医学上称为"胡萝卜素血症"。	

 # 火龙果柳橙汁

● **材料** 火龙果6个，柳橙 2 个，糖浆
　　　 1汤匙，柠檬汁30~40克，碎
　　　 冰适量

● **做法**

① 把火龙果去蒂，去皮，洗净，切开。

② 把柳橙去皮，洗净，榨汁。

③ 把柳橙汁、柠檬汁加入火龙果和糖浆，充分搅打后倒在杯中碎冰上即可。

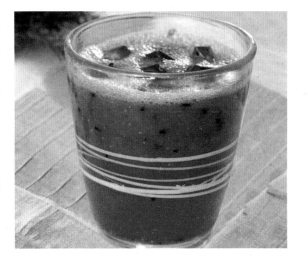

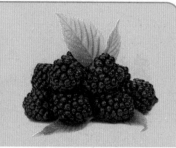

	热　　　量：205.11千焦
桑葚	生糖指数：30
	日食用量：30～50克

宜食原因	桑葚中含有对人体有益的脂肪酸，它能分解脂肪并降低血脂、血糖，滋阴润肠，生津止渴，对糖尿病患者有益。
最佳搭配	◎桑葚+冰糖煮水 ▶ 适合神经衰弱、失眠、习惯性便秘者及肠燥便秘的老年人食用 ◎桑葚+糯米 ▶ 滋肝养肾、养血明目 ◎桑葚+蜂蜜 ▶ 滋阴补血 ◎桑葚+大米 ▶ 补肝益肾、消除疲劳、改善记忆 ◎桑葚+枸杞子 ▶ 乌发明目、护肤
禁忌搭配	⊗桑葚+鸭蛋 ▶ 可能会引起胃痛、消化不良 ⊗桑葚+螃蟹 ▶ 降低营养价值 ⊗桑葚+白菊花 ▶ 降低药效
食用注意	①平素大便溏薄、脾虚腹泻者忌食。 ②少年儿童不宜多吃桑葚，因为桑葚内有较多的胰蛋白酶抑制物鞣酸，这种成分会影响人体对铁、钙、锌等物质的吸收。

 # 桑葚黑豆汁

●材料 桑葚50克，黑豆150克

●做法

①将桑葚洗净备用；黑豆洗净，用水浸泡约1小时至泡软。

②将桑葚与黑豆一起放入豆浆机中，添水搅打煮沸成汁。

③滤出渣滓装杯即可。

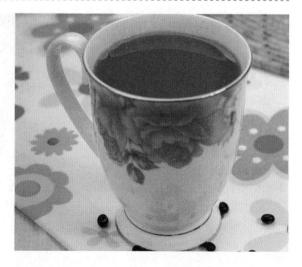

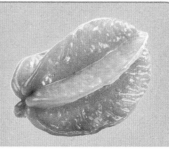

杨桃

热　　量	121.22千焦
生糖指数	42
日食用量	半个

宜食原因	杨桃是典型的低热量、高水分的食物，可有效降低血糖，还能减少人体对脂肪的吸收，降低血脂、胆固醇，对高血压、动脉粥样硬化等病有预防作用。
最佳搭配	◇杨桃+红醋　▶　消食 ◇杨桃+白糖　▶　消暑利水 ◇杨桃+蜂蜜　▶　治砂淋
禁忌搭配	✕杨桃+乳酪　▶　久泻不止 ✕杨桃+石榴　▶　容易上火 ✕杨桃+牛奶　▶　对身体不利
食用注意	肺弱、胃寒、容易患腹泻者，以及肾脏病患者不适宜多吃。

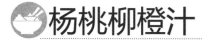

杨桃柳橙汁

● 材料 杨桃300克，柳橙150克，柠檬水少量

● 做法

① 将杨桃洗净，切块，放入半锅水中，煮开后转小火熬煮4分钟，放凉。

② 柳橙去皮，洗净，切块。

③ 将杨桃水倒入杯中，加入柳橙和少量柠檬水一起调匀即可。

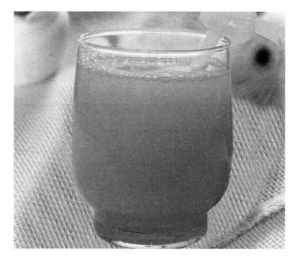

石榴

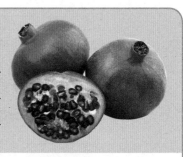

热　　量： 263.34千焦

生糖指数： 37

日食用量： 30克

宜食原因	石榴中含有铬元素，铬在糖和脂肪的新陈代谢中起着重要作用，是葡萄糖耐量因子的组成部分，可帮助降糖。
最佳搭配	◇石榴+山楂　▶　可辅助治疗痢疾 ◇石榴+苹果　▶　可辅助治疗小儿腹泻 ◇石榴+槟榔　▶　祛虫 ◇石榴+山楂　▶　缓解痢疾 ◇石榴+生姜　▶　增加食欲
禁忌搭配	✕石榴+螃蟹　▶　引起食物中毒 ✕石榴+柿子　▶　引起腹泻 ✕石榴+西红柿　▶　影响营养元素的吸收
食用注意	①石榴中糖分较多，多食其汁液的色素能染黑牙齿，有损牙齿的健康，还会助火生痰，损肺气，因此不能多食。 ②石榴中含有大量的鞣质，有收敛作用，患有急性盆腔炎、尿道炎以及感冒者也要忌食石榴。 ③肺气虚弱者及肺病患者，如肺痿、矽肺、支气管哮喘、肺脓疡等患者，切忌多食。

🍚 石榴苹果汁

● **材料** 石榴150克，苹果1个

● **做法**

①取石榴，剥开皮，取出果实。

②将苹果洗净，去核，切块。

③将苹果、石榴放进榨汁机，榨成汁即可饮用。

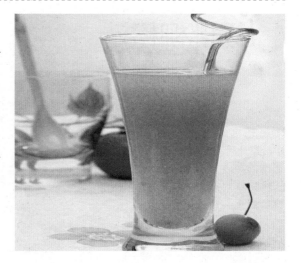

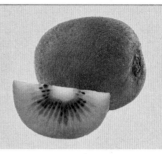

猕猴桃

热　　量：234.08千焦

生糖指数：35

日食用量：100～200克

宜食原因	猕猴桃中的肌醇是天然糖醇类物质，对调节糖代谢有好处。

最佳搭配	◇猕猴桃+蜂蜜　▶　清热生津，润燥止渴
	◇猕猴桃+生姜　▶　清热和胃，降逆止呕
	◇猕猴桃+薏米　▶　抑制癌细胞
	◇猕猴桃+橙子　▶　预防关节磨损

禁忌搭配	✕猕猴桃+牛奶　▶　影响消化，易引起腹胀、腹痛、腹泻
	✕猕猴桃+肝脏　▶　破坏维生素C
	✕猕猴桃+黄瓜　▶　破坏维生素C
	✕猕猴桃+胡萝卜　▶　破坏维生素C

食用注意	①平素脾胃虚寒、腹泻便溏者忌食。
	②猕猴桃有滑泻之性，有先兆性流产史和妊娠的妇女应忌食。

🍚 猕猴桃生菜汁

●**材料** 猕猴桃200克，生菜100克

●**做法**

①取猕猴桃，洗净剥皮，取肉。

②生菜洗净，切段，焯水后捞起，以冰水浸泡片刻，沥干，撕成片。

③将所有材料倒入榨汁机内榨成汁即可饮用。

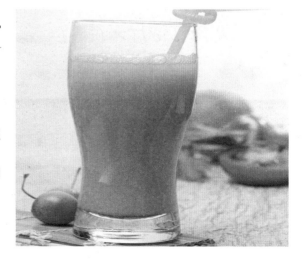

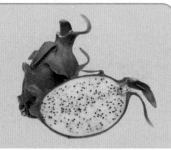

火龙果

热　　量：	213.18千焦
生糖指数：	30
日食用量：	半个

宜食原因	火龙果具有高纤维、低糖分、低热量的特性，对糖尿病有很好的辅助疗效。
最佳搭配	◯火龙果+海虾　▷　可增强人体免疫力 ◯火龙果+牛奶　▷　可补充钙质 ◯火龙果+虾仁　▷　顺气健胃，减肥，降低血糖
禁忌搭配	✕火龙果+萝卜　▷　诱发甲状腺肿大 ✕火龙果+鲜贝　▷　产生有害物质 ✕火龙果+山楂　▷　引起消化不良、腹痛、腹胀 ✕火龙果+巧克力　▷　影响钙吸收 ✕火龙果+南瓜+黄瓜　▷　破坏维生素C
食用注意	女性体质虚冷者，不宜吃太多火龙果。

火龙果柠檬芹菜汁

●**材料** 火龙果200克，柠檬1/2个，优酪乳200克，芹菜少许

●**做法**

①将火龙果去皮洗净，切成小块。

②柠檬洗净，去皮切块；芹菜洗净，切小段。

③将所有材料倒入榨汁机中榨成果汁即可。

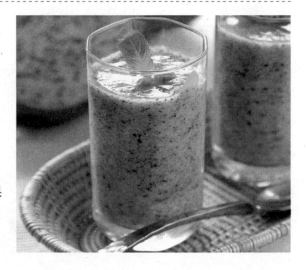

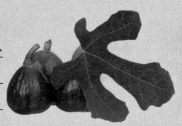

无花果

| 热　　量：246.62千焦 |
| 生糖指数：30 |
| 日食用量：60克 |

宜食原因	无花果中的脂肪酶、水解酶含量较高，这些成分可以有效降低血脂、降血糖。
最佳搭配	◯无花果+梅头肉　▶　健胃利肠、消炎解毒 ◯无花果+栗子　▶　强腰健骨、消除疲劳 ◯无花果+冰糖　▶　缓解肺热声嘶、咳嗽咽痛
禁忌搭配	⊗无花果+豆腐　▶　易发生化学反应，导致腹泻 ⊗无花果+螃蟹　▶　引起腹泻、损伤肠胃 ⊗无花果+蛤蜊　▶　引起腹泻
食用注意	①无花果寒性，胃痛者忌食。 ②脂肪肝、脑血管意外、腹泻、正常血钾性周期性麻痹等患者不适宜食用。 ③大便溏薄者不宜生食。

海底椰无花果乌鳢汤

●材料　乌鳢（即生鱼）1条，无花果、海底椰各10克，马蹄50克
●调料　盐、味精、葱花、植物油各适量
●做法
①海底椰、无花果洗净；乌鳢宰杀，洗净后切成小段；马蹄洗净，切块。
②煎锅下油烧热，下入乌鳢段煎熟。
③将以上材料加适量清水炖40分钟后，调入盐、味精，撒葱花即可。

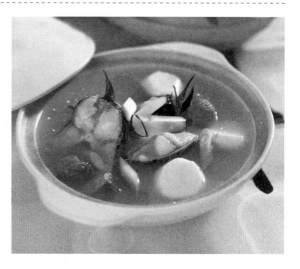

坚果 ▶

花生

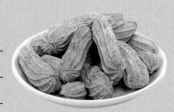

热　　量：	2356.63千焦
生糖指数：	30
日食用量：	25克

宜食原因	适量食用花生有利于糖尿病的控制，因为花生所含油脂成分花生四烯酸能增强胰岛素的敏感性，有利于血糖降低。
最佳搭配	◇花生+甜杏仁+黄豆 ▶ 补益脾胃，滋养补虚 ◇花生+甜杏仁+蜂蜜 ▶ 润肺止咳 ◇花生+红小豆+红枣 ▶ 补益脾胃 ◇花生+猪蹄 ▶ 补脾益血，催乳、增乳 ◇花生+红枣 ▶ 补脾益血、止血
禁忌搭配	✖花生+螃蟹 ▶ 导致腹泻 ✖花生+黄瓜 ▶ 导致腹泻 ✖花生+蕨菜 ▶ 腹泻、消化不良 ✖花生+肉桂 ▶ 降低营养
食用注意	①花生能增进血凝，促进血栓形成，故血黏度高或有血栓的人不宜食用。 ②花生含油脂多，消化时需要多耗胆汁，故胆病患者不宜食用。

🍚 牛奶炖花生

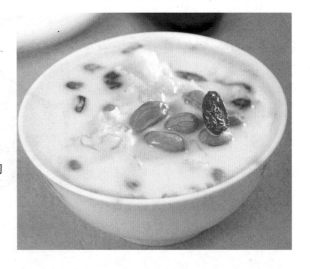

● 材料 花生米50克，枸杞子20克，
　　　 水发银耳30克，牛奶1500克
● 调料 冰糖适量
● 做法
①将银耳、枸杞子、花生米洗净。
②锅上火，放入牛奶，加入银耳、枸杞子、花生米，煮至花生米烂熟。
③调入冰糖即可。

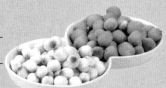

莲子

热　　量：	1439.93千焦
生糖指数：	22
日食用量：	30克

宜食原因	莲子中含有丰富的镁，有利于增强心血管的弹性和胰岛素的功能。
最佳搭配	◇莲子+木瓜 ▶ 缓解高血压、冠心病 ◇莲子+南瓜 ▶ 通便排毒 ◇莲子+山药 ▶ 健脾补肾
禁忌搭配	✗莲子+猪肚 ▶ 引起中毒 ✗莲子+蟹 ▶ 产生不良反应 ✗莲子+龟 ▶ 产生不良反应
食用注意	变黄发霉的莲子不要食用；外感初起、大便干结、腹胀、疟疾、疳积患者不宜食用。

🥣 莲子麦仁粥

- **材料** 莲子30克，麦仁80克
- **调料** 白糖3克，葱8克
- **做法**

①麦仁泡发洗净；莲子去心洗净；葱洗净，切花。

②锅置火上，倒入清水，放入麦仁、莲子煮开。

③待煮至浓稠状时，调入白糖拌匀，撒上葱花即可。

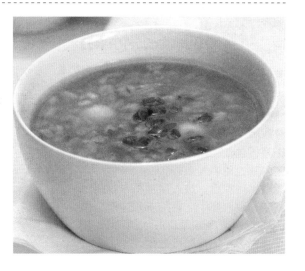

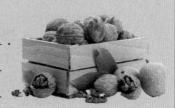

核桃

热　量：	2624.53千焦
生糖指数：	22
日食用量：	20克

宜食原因	核桃中含有丰富的ω−3脂肪酸，能够帮助改善胰岛功能，调节血糖。
最佳搭配	♡核桃+杜仲+补骨脂 ▶ 温补肝肾而强筋骨、缓腰痛 ♡核桃+生姜 ▶ 补肺敛肺，定喘，散肺寒，化痰 ♡核桃+鲜牛血 ▶ 养血活血，止痛 ♡核桃+芡实+粳米 ▶ 补脾肾，填精益智，主治脾肾两虚之健忘 ♡核桃+黑芝麻+红糖 ▶ 健脑补肾，乌发生发
禁忌搭配	✕核桃+酒 ▶ 导致血热 ✕核桃+野鸡肉 ▶ 令人咯血 ✕核桃+茯苓 ▶ 削弱茯苓的药效 ✕核桃+鳖肉 ▶ 导致中毒或身体不适
食用注意	①核桃含有较多脂肪，多食会影响消化，所以不宜一次吃得太多。 ②食用时为保存营养不宜剥掉核桃仁表面的褐色薄皮。

核桃仁芝麻糊

●材料 核桃仁、黑芝麻各20克，杏仁15克
●调料 蜂蜜适量
●做法
①将核桃仁、黑芝麻、杏仁洗净，一起入锅，用小火炒香。
②取出待凉后，放入搅拌机中搅打成细末，倒入杯中。再用沸水冲泡，搅拌均匀，待冷却至60℃以下时，加少量蜂蜜拌匀，即可食用。

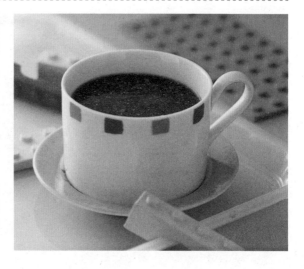

腰果

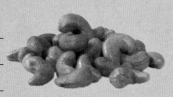

热　　量：2310.59千焦
生糖指数：29
日食用量：10～15粒

宜食原因	腰果所含的脂肪酸中主要是不饱和脂肪酸，其中油酸占不饱和脂肪酸的90%，有利于血糖降低。
最佳搭配	▽ 腰果+莲子+茯苓+薏米+芡实+糯米 ▶ 补润五脏、安神 ▽ 腰果+虾仁+鸡蛋 ▶ 开胃补肾 ▽ 腰果+鸡肉 ▶ 养神抗衰、润肠排毒
禁忌搭配	⊗ 腰果+黄瓜 ▶ 导致腹泻 ⊗ 腰果+虾仁 ▶ 导致高血钾 ⊗ 腰果+狗肉 ▶ 引起不适
食用注意	①腰果果壳中含某种油脂，如果误食会造成嘴唇和脸部发炎。 ②煮腰果时，应避免锅盖敞开而触及蒸汽，否则有可能中毒。 ③因腰果含油脂丰富，故不适合胆功能严重不良者食用。

🍚 腰果核桃牛肉汤

●**材料** 核桃100克，牛肉210克，腰果50克，枸杞子适量
●**调料** 盐4克，鸡精2克，葱花8克
●**做法**
①将牛肉洗净，切块，氽水；核桃、枸杞、腰果洗净备用。
②汤锅上火倒入水，下入牛肉、枸杞子、核桃、腰果，调入盐、鸡精，煲至熟，撒入葱花即可。

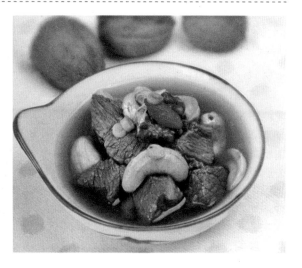

板栗

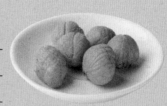

热　　量:	774.38千焦
生糖指数:	24
日食用量:	5个

宜食原因	板栗脂肪含量低，且所含的可溶性膳食纤维较高，能减轻对胰岛素分泌的刺激，将血糖维持在较低水平。
最佳搭配	▽板栗+鸡肉　▶　补血养身 ▽板栗+白菜　▶　消除黑斑和黑眼圈 ▽板栗+红枣　▶　补肾虚、治腰痛
禁忌搭配	✖板栗+羊肉　▶　不易消化、呕吐 ✖板栗+牛肉　▶　影响营养吸收，不易消化 ✖板栗+鸭肉　▶　引起中毒 ✖板栗+杏仁　▶　引起胃痛
食用注意	①板栗不易消化，不宜过量食用，否则容易发生胀气。 ②婴幼儿，脾胃虚弱、消化不良者，风湿病患者不宜多食。 ③变质的板栗不能吃。

板栗扒白菜

●材料 白菜300克，板栗200克，枸杞子20克
●调料 盐、味精、水淀粉、油各适量
●做法
①将白菜洗净切条，入水焯烫至断生；去皮板栗洗净备用；枸杞子洗净。
②锅中倒油烧热，入板栗和枸杞子翻炒，加水焖熟。
③加入盐、味精调味，用水淀粉勾芡，炒匀，装入白菜盘中即可。

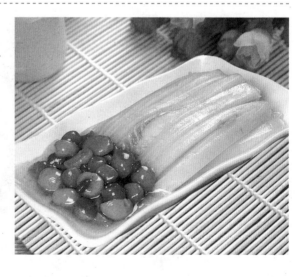

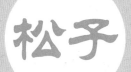

热　　量： 2678.95千焦

生糖指数： 29

日食用量： 30克

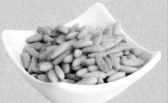

宜食原因	松子，性平，味甘，具有补肾益气的功效，而在中医上，糖尿病主要是肾阳虚所致。所以适量吃些松子，对辅助治疗糖尿病是有好处的。
最佳搭配	◯松子+鸡肉 ▶预防心脏病、脑卒中、心肌梗死 ◯松子+兔肉 ▶美容养颜、益智醒脑 ◯松子+核桃 ▶防治便秘
禁忌搭配	✕松子+羊肉 ▶引起腹胀、胸闷 ✕松子+西瓜 ▶对身体不利
食用注意	①便溏、精滑、咳嗽痰多、腹泻者忌用。 ②因松子含油脂丰富，所以胆功能严重不良者应慎食。

大米松子仁粥

● **材料** 大米60克，松子仁20克

● **做法**

①将大米淘洗干净，置于冷水中浸泡半小时后，捞出沥干水分。

②松子仁洗净，与大米一起放入锅中，煮至米粒开花即可。

③分两次服用。

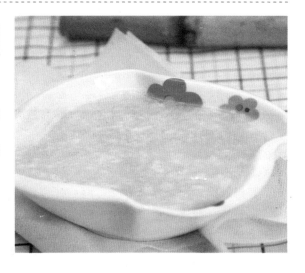

肉类 ▶

猪肉

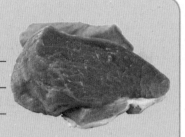

热 量：	598.58千焦
生糖指数：	48
日食用量：	80克

宜食原因	猪肉中含有丰富的胶质、维生素C、胡萝卜素，对维持血糖的稳定有一定的作用。
最佳搭配	♡猪肉+蔬菜类食物 ▶ 可预防疾病，增强体质 ♡猪肉+茄子 ▶ 可以降低胆固醇的吸收，稳定血糖 ♡猪肉+黑木耳 ▶ 降低心血管疾病发病率 ♡猪肉+海带 ▶ 止痒 ♡猪肉+竹笋 ▶ 清热化痰、解渴益气
禁忌搭配	✖猪肉+乌梅 ▶ 引起腹泻 ✖猪肉+豆类 ▶ 影响营养吸收，引起腹胀 ✖猪肉+鲫鱼 ▶ 有损健康 ✖猪肉+鳖肉 ▶ 引起肠胃不适 ✖猪肉+羊肝 ▶ 产生怪味
食用注意	①体胖、多痰、舌苔厚腻者慎食。 ②猪肉的热量和脂肪含量较高，患有冠心病、高血压、高血脂者忌食肥肉。

🍲 黄瓜炒肉

● **材料** 黄瓜、瘦肉各200克
● **调料** 盐4克，味精、植物油各适量
● **做法**
①黄瓜、瘦肉分别洗净，切丁。
②油烧热后放入肉丁炒至八九成熟，出锅盛入碗中。
③锅里再放油，先放黄瓜丁炒，再下肉丁翻炒，加盐、味精调味出锅即可。

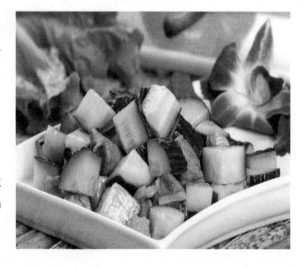

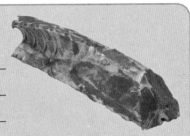

猪脊骨

热　　量：845.5千焦
生糖指数：48
日食用量：100克

宜食原因	猪脊骨中富含神经节苷脂，神经节苷脂能促进神经细胞核酸及蛋白质的合成，还能促进轴索再生和骨体形成，能预防和辅助治疗糖尿病和糖尿病性骨质疏松症。
最佳搭配	▽猪脊骨+西洋参　▶　滋补养生 ▽猪脊骨+洋葱　▶　抗衰老 ▽猪脊骨+木瓜　▶　健脾和胃
禁忌搭配	⊗猪脊骨+羊肝　▶　对身体不利 ⊗猪脊骨+甘草　▶　引起中毒 ⊗猪脊骨+醋　▶　影响消化吸收
食用注意	湿热痰滞内蕴者慎服，肥胖、血脂较高者不宜多食。

苦瓜脊骨汤

●**材料** 猪脊骨250克，红椒段4克，
　　　　苦瓜200克
●**调料** 盐、姜、葱、香菜段、油各适量
●**做法**

①将脊骨洗净，斩块，汆水；苦瓜洗净去籽，切块；姜、葱洗净，均切末。

②炒锅上火倒入植物油，将姜末、红椒段、葱末炝香，倒入水，下入脊骨、苦瓜，加盐煲熟，撒入香菜段即可。

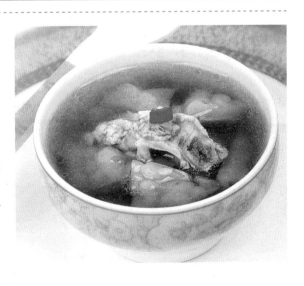

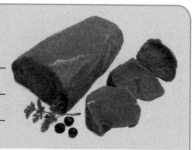

牛瘦肉

热　　量：	522.5千焦
生糖指数：	46
日食用量：	80克

宜食原因	牛肉中的硒可促进胰岛素的合成，所以适量吃些牛肉对控制血糖有一定的好处。
最佳搭配	♡牛肉+土豆 ▶ 保护胃黏膜 ♡牛肉+香菇 ▶ 易于消化和吸收 ♡牛肉+生姜 ▶ 驱寒、治腹痛
禁忌搭配	✗牛肉+栗子 ▶ 降低栗子的营养价值 ✗牛肉+白酒 ▶ 易上火 ✗牛肉+红糖 ▶ 引起腹胀 ✗牛肉+橄榄 ▶ 引起身体不适
食用注意	①内热者忌食。 ②皮肤病、肝病、肾病患者慎食。 ③服氨茶碱时忌食。

胡萝卜煲牛肉

●**材料** 酱牛肉250克，胡萝卜100克

●**调料** 高汤、盐、葱花各适量

●**做法**

①将酱牛肉切块；胡萝卜去皮、洗净，切块备用。

②净锅上火倒入高汤、盐，下入酱牛肉、胡萝卜煲至熟，撒葱花即可。

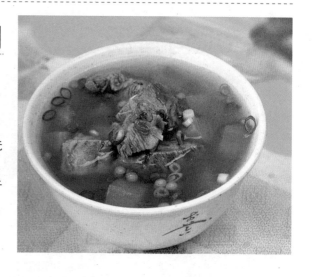

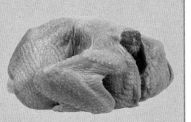

土鸡肉

热　　量： 518.32千焦

生糖指数： 46

日食用量： 150～200克

宜食原因	鸡肉含有丰富的优质蛋白、铁、锌、铬、B族维生素等营养素。对于糖尿病患者来说，高消耗状态会导致蛋白质、锌、铁、B族维生素、维生素C等物质大量流失，适当增加这些物质的摄入有利于机体的恢复。
最佳搭配	♡鸡肉+竹笋　▶　暖胃益气 ♡鸡肉+栗子　▶　利于吸收营养物质 ♡鸡肉+豌豆　▶　利于吸收蛋白质
禁忌搭配	⊗鸡肉+鲤鱼+大蒜　▶　功能相反，不可同食 ⊗鸡肉+芥末+芥菜　▶　助火热，对身体健康无益 ⊗鸡肉+虾　▶　同食相克 ⊗鸡肉+狗肾　▶　易引起腹痛、腹泻
食用注意	①凡内火偏旺和痰湿偏重，患有感冒发热、胆囊炎、胆石症、肥胖症、热毒疖肿、高血压、高血脂、尿毒症、严重皮肤疾病者禁食。 ②鸡的臀尖是细菌、病毒及致癌物质的"仓库"，忌食用。

🥢 碧绿鸡软骨

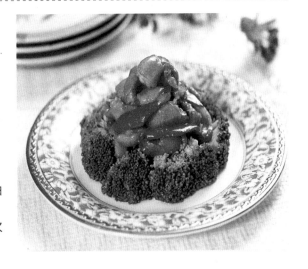

- **材料** 鸡软骨150克，西蓝花100克，红椒片30克
- **调料** 盐、料酒、酱油、葱花、姜片、植物油各适量
- **做法**

①西蓝花洗净焯水。

②将鸡软骨洗净，加盐、料酒、酱油腌渍入味，炸至金黄色。

③锅入油，爆香姜片、红椒片，下鸡软骨同炒，撒入葱花，西蓝花摆于盘边。

乌鸡肉

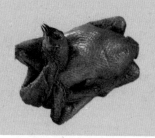

热　　量：	463.98千焦
生糖指数：	46
日食用量：	150克

宜食原因	乌鸡中含有10种氨基酸，铁、磷、钙、锌、镁、维生素B_1、烟酸、维生素E的含量都很高，而胆固醇和脂肪含量则很少，利于糖尿病患者食用。
最佳搭配	♡乌鸡+红枣 ▶ 补血 ♡乌鸡+三七 ▶ 增强免疫力 ♡乌鸡+桃仁 ▶ 提升补锌功效 ♡乌鸡+粳米 ▶ 养阴、祛热、补中
禁忌搭配	✕乌鸡+鲫鱼 ▶ 引起中毒 ✕乌鸡+兔肉 ▶ 引起中毒 ✕乌鸡+狗肾 ▶ 引起腹痛、腹泻
食用注意	①感冒发热、咳嗽痰多或湿热内蕴而进食少、腹胀者，有急性菌痢肠炎者忌食。 ②体胖、患严重皮肤疾病者不宜食用。

莲子乌鸡山药煲

●材料 乌鸡肉200克，山药、莲子、枸杞子、鲜香菇各30克
●调料 盐、葱段、姜片各适量
●做法
①将乌鸡洗净切块氽水；鲜香菇洗净切片；山药去皮，洗净切块；莲子泡发洗净，去莲心。
②砂锅上火，倒入适量水，调入盐、葱段、姜片。
③下入乌鸡、鲜香菇、山药、枸杞子、莲子煲至熟烂即可。

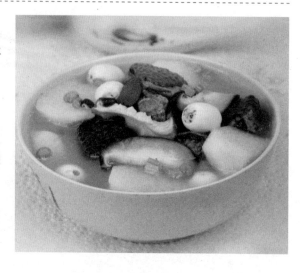

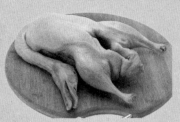

鸭肉

热　　量：	1003.2千焦
生糖指数：	46
日食用量：	60克

宜食原因	鸭肉含丰富的蛋白质、B族维生素和维生素E，以及钾、锌、镁、铜等多种矿物质，可降血糖。鸭肉所含的脂肪较少，且多为不饱和脂肪酸，常食可防治由糖尿病引发的心血管疾病。
最佳搭配	▽ 鸭肉+山药 ▶ 补肺 ▽ 鸭肉+沙参 ▶ 滋补 ▽ 鸭肉+酸菜+桂花 ▶ 能滋阴养胃、清肺补血、利尿消肿、化痰散瘀
禁忌搭配	✕ 鸭肉+鳖肉 ▶ 令人阴盛阳虚、水肿泄泻 ✕ 鸭肉+板栗 ▶ 易引起中毒 ✕ 鸭肉+黑木耳 ▶ 引起身体不适
食用注意	阳虚脾弱、外感未清、便泻肠风者都不宜食用。

🍚 薄荷水鸭汤

- **材料** 水鸭400克，薄荷100克
- **调料** 盐4克，味精3克，胡椒粉2克，鸡精3克，生姜10克
- **做法**

① 水鸭洗净斩块；生姜洗净切片。

② 鸭块氽去血水；薄荷叶洗净。

③ 生姜片、鸭块炒干水分，倒入煲中煲30分钟，再下入薄荷叶、盐、味精、胡椒粉、鸡精调味即可。

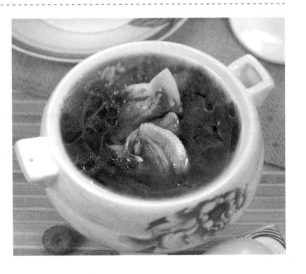

鸽肉

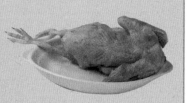

热　　量：	840.18千焦
生糖指数：	46
日食用量：	60克

宜食原因	鸽肉是糖尿病患者补充优质蛋白质的主要肉食之一，适合消瘦型糖尿病患者及并发高血压、血脂异常患者食用。
最佳搭配	♡鸽肉+鳖肉 ▶ 滋肾益气，散结通经 ♡鸽肉+黄芪 ▶ 补益气血 ♡鸽肉+山药 ▶ 治疗气短乏力 ♡鸽肉+红枣 ▶ 调补身体
禁忌搭配	✖鸽肉+猪肉 ▶ 滞气 ✖鸽肉+蘑菇 ▶ 引起不良反应，导致痔疮发作 ✖鸽肉+猪肝 ▶ 导致营养不良，使皮肤出现色素沉淀
食用注意	食积胃热、先兆流产、尿毒症、体虚乏力患者不宜食用。

妙手秘制鸽

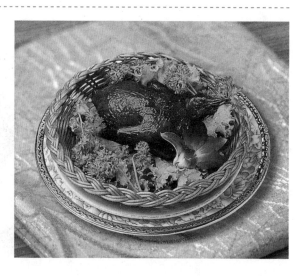

● **材料** 鸽肉400克

● **调料** 姜片、葱段、料酒、盐、胡椒粉、植物油各适量

● **做法**

① 将鸽肉处理干净，放入盐、姜片、葱段、料酒腌渍1小时。

② 锅入油，鸽肉炸至棕红色，加葱段、姜片煸炒，加沸水、盐、胡椒粉。

③ 小火焖至鸽肉酥软、汁干亮油时，拣去葱段、姜片盛盘即可。

鹌鹑

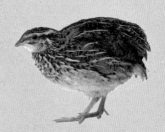

热　　量：	459.8千焦
生糖指数：	46
日食用量：	60克

宜食原因	鹌鹑肉是典型的高蛋白、低脂肪、低胆固醇食物。其含有多种无机盐、卵磷脂、激素和多种人体必需的氨基酸，能降低血糖、血脂，有效防治糖尿病性高脂血症。
最佳搭配	◎ 鹌鹑肉+红枣　▶　治疗女子贫血、脸色苍白 ◎ 鹌鹑肉+桂圆　▶　补益肝肾，养心和胃 ◎ 鹌鹑肉+天麻　▶　治疗营养不良及贫血
禁忌搭配	⊗ 鹌鹑肉+猪肝　▶　产生对人体不利的物质，导致营养不良，使皮肤出现色素沉淀 ⊗ 鹌鹑肉+菌类食物　▶　引起痔疮发作 ⊗ 鹌鹑肉+黄花菜　▶　引起痔疮发作
食用注意	重症肝炎晚期、肝功能极度低下、感冒患者不宜食用。

苦瓜煲鹌鹑

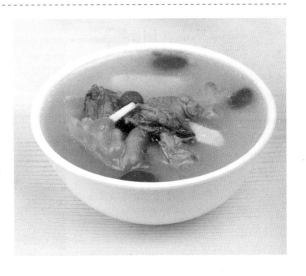

● **材料** 鹌鹑肉200克，苦瓜100克，枸杞子10克

● **调料** 清汤、盐、姜片、橄榄油各适量

● **做法**

① 将鹌鹑肉洗净，斩块，焯去血水；苦瓜洗净，去籽，切块；枸杞子洗净。

② 锅中入橄榄油，倒入清汤，调入盐、姜片，下入鹌鹑肉、苦瓜、枸杞子，煲至熟即可。

水产 ▶

海带

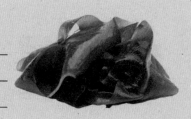

热　量：	50.16千焦
生糖指数：	17
日食用量：	20克

宜食原因	海带中含有的海带多糖，能够保护胰岛细胞，增加糖尿病患者的糖耐量，降血糖作用明显，而且还可降低血清总胆固醇和三酰甘油含量，防治动脉硬化。
最佳搭配	▽海带+芝麻　▶　能美容养颜，防衰老 ▽海带+豆腐　▶　有助于维持人体内的碘平衡 ▽海带+菠菜　▶　能防止结石
禁忌搭配	⊗海带+猪血　▶　会导致便秘 ⊗海带+咖啡　▶　降低机体对铁的吸收 ⊗海带+葡萄　▶　减少钙的吸收 ⊗海带+柿子　▶　降低营养
食用注意	脾胃虚寒者、甲亢中碘过盛型的病人、乳母要忌食海带。

海带炖排骨

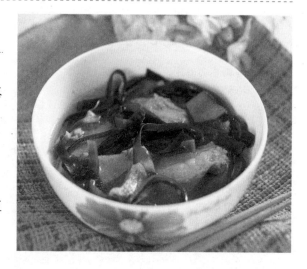

●材料 海带50克，排骨200克
●调料 黄酒、盐、味精、白糖、葱段、姜片适量
●做法
①海带泡发，洗净切丝；排骨洗净，斩块。
②锅烧热，下排骨煸炒，加入黄酒、盐、白糖、葱段、姜片和清水，烧至排骨熟透，加入海带烧至入味。
③加味精调味即可。

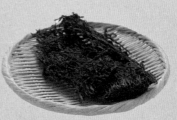

紫菜

热　量：866.47千焦
生糖指数：23
日食用量：50克

宜食原因	紫菜含有丰富的紫菜多糖、蛋白质、脂肪、胡萝卜素、维生素等，其中的紫菜多糖能显著降低空腹血糖。
最佳搭配	◇紫菜+鸡蛋　▶　能补充维生素和钙质 ◇紫菜+甘蓝　▶　能更好地发挥功效 ◇紫菜+鸡蛋　▶　补充维生素B_{12}和钙质 ◇紫菜+榨菜　▶　清心开胃
禁忌搭配	⊗紫菜+柿子　▶　影响钙元素的吸收 ⊗紫菜+菜花　▶　影响钙元素的吸收 ⊗紫菜+猪血　▶　对身体不利
食用注意	①紫菜性寒，故平时脾胃虚寒、腹痛便溏之人忌食。 ②身体虚弱的人，食用时最好加些肉类来减低寒性；每次不能食用太多，以免引起腹胀、腹痛。

🍲 紫菜蛋花汤

●**材料** 紫菜20克，鸡汤1000克，鸡蛋2个
●**调料** 盐、鸡精、姜片、味精、胡椒粉各适量
●**做法**
①将紫菜洗净，放入清水中泡发。
②将鸡汤放入锅中，加入盐、鸡精、姜片，待汤煮沸时放入紫菜。
③将鸡蛋打成蛋花，倒入锅中，搅散，加味精、胡椒粉搅匀，盛盘即可。

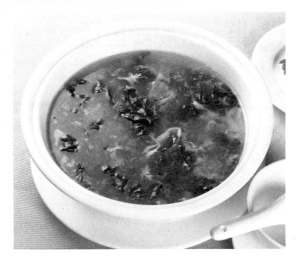

鲫鱼

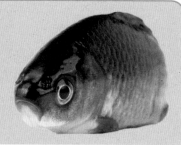

热　　量：	451.44千焦
生糖指数：	40
日食用量：	80克

宜食原因	鲫鱼所含蛋白质齐全且质优，容易被消化吸收，是糖尿病患者良好的蛋白质来源。
最佳搭配	◇鲫鱼+木耳　▶　润肤养颜、抗衰老 ◇鲫鱼+花生　▶　利于营养吸收 ◇鲫鱼+西红柿　▶　营养丰富 ◇鲫鱼+韭菜　▶　补钙养颜
禁忌搭配	⊗鲫鱼+猪肝+鸡肉+冬瓜+大蒜+砂糖+芥菜　▶　引起水肿 ⊗鲫鱼+蜂蜜　▶　易引起中毒 ⊗鲫鱼+猪肉　▶　不利营养的吸收 ⊗鲫鱼+冬瓜　▶　阻碍营养吸收
食用注意	①鲫鱼性平，但需要注意的是感冒发热期间不宜多吃。 ②鲫鱼子含胆固醇较高，中老年高脂血症患者不宜多吃。

蘑菇豆腐鲫鱼汤

● **材料** 豆腐、蘑菇各适量，鲫鱼1条
● **调料** 清汤、盐、香油、葱段、枸杞子各适量
● **做法**
①豆腐洗净，切块；鲫鱼收拾干净，斩块；蘑菇洗净，切块备用。
②净锅上火，倒入清汤，调入盐，下入鲫鱼、豆腐、枸杞子、蘑菇烧开，煲至熟，淋入香油，撒葱花即可。

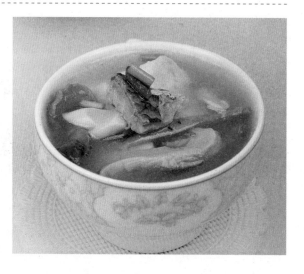

鲤鱼

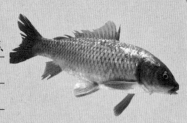

热　　量：455.62千焦
生糖指数：40
日食用量：80克

宜食原因	鲤鱼中含有的微量元素镁，可促进胰岛素的分泌，从而降低血糖。此外，鲤鱼还含有大量的不饱和脂肪酸，具有降低胆固醇的功效，对防治心脑血管并发症起到辅助治疗作用。
最佳搭配	◇鲤鱼+米醋 ▶ 除湿 ◇鲤鱼+香菇 ▶ 营养丰富 ◇鲤鱼+花生 ▶ 利于营养吸收
禁忌搭配	✕鲤鱼+甘草 ▶ 易引起中毒 ✕鲤鱼+咸菜 ▶ 可引起消化道癌肿 ✕鲤鱼+狗肉 ▶ 易使人上火 ✕鲤鱼+紫苏 ▶ 妨碍药效发挥 ✕鲤鱼+南瓜 ▶ 易引起中毒
食用注意	①患有红斑狼疮、痈疽疔疮、荨麻疹、支气管哮喘、小儿腮腺炎、血栓闭塞性脉管炎、恶性肿瘤、淋巴结核、皮肤湿疹等病症者不宜食用。 ②鲤鱼胆汁有毒，吞食生熟鱼胆都会中毒，引起胃肠症状、肝肾功能衰竭、脑水肿、中毒性休克。

清炖鲤鱼汤

● 材料 鲤鱼1条，枸杞子适量
● 调料 盐少许，胡椒粉2克，葱段、
　　　　姜片各5克，醋少许，香菜末
　　　　3克，色拉油适量
● 做法
① 将鲤鱼处理干净，一分为二备用。
② 油锅烧热，将葱、姜爆香，调入盐、醋、水烧沸，下入鲤鱼、枸杞子煲至熟，再调入胡椒粉，撒入香菜末即可。

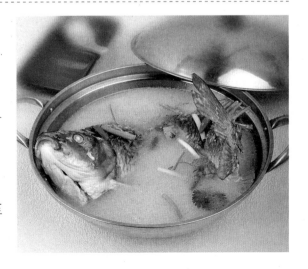

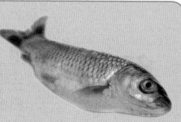

草鱼

热　　量：472.34千焦
生糖指数：40
日食用量：100克

宜食原因	草鱼不仅肉质嫩软、易消化，而且含有丰富的蛋白质和脂肪。除了优质蛋白质外，草鱼的脂肪主要是以不饱和脂肪酸为主，不但能为糖尿病患者提供必需的营养素，而且还能调脂，对调节血糖和预防糖尿病大血管并发症的发生有一定作用。
最佳搭配	♡草鱼+油条+蛋+胡椒粉　▶　益眼明目，适合老年人温补健身 ♡草鱼+豆腐　▶　可以补中调胃、利尿消肿 ♡草鱼+冬瓜　▶　祛风、清热、平肝
禁忌搭配	⊗草鱼+驴肉　▶　会引发心脑血管疾病 ⊗草鱼+甘草　▶　引起中毒 ⊗草鱼+西红柿　▶　抑制铜元素释放 ⊗草鱼+咸菜　▶　易生成有毒物质
食用注意	①草鱼不宜大量食用，否则会诱发各种疮疖。 ②女子在月经期不宜食用。此外，需要特别注意的是草鱼胆虽可治病，但胆汁有毒，需慎用。

🍚 苹果草鱼汤

●**材料** 草鱼、苹果各200克，桂圆肉
　　　50克
●**调料** 花生油、盐、味精、葱段、
　　　姜末、高汤、红椒末各适量
●**做法**
①草鱼洗净切块；苹果洗净切块；桂圆洗净。
②葱、姜、红椒末爆香，草鱼微煎，倒入高汤，调入盐、味精，下苹果、桂圆煲至熟，盛盘即可。

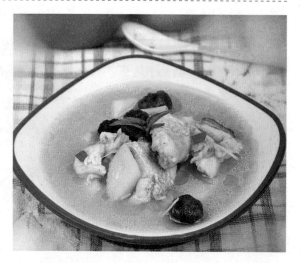

鲈鱼

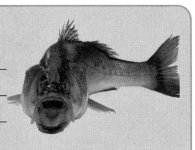

热　　量：438.9千焦

生糖指数：40

日食用量：100克

宜食原因	鲈鱼是典型的低热量、高营养食品，富含蛋白质、维生素A、B族维生素、钙、镁、硒等元素，有补肝肾、益脾胃、降低血糖的功效，非常适合糖尿病患者食用。
最佳搭配	♡鲈鱼+豆腐 ▶ 增加蛋白质的吸收 ♡鲈鱼+胡萝卜 ▶ 延缓衰老 ♡鲈鱼+南瓜 ▶ 预防感冒 ♡鲈鱼+人参 ▶ 增强记忆力、促进代谢
禁忌搭配	✖鲈鱼+奶酪 ▶ 容易引发痼疾 ✖鲈鱼+蛤蜊 ▶ 导致铜、铁的流失 ✖鲈鱼+荆芥 ▶ 影响药效
食用注意	①皮肤病疮肿患者忌食。 ②由于鲈鱼是肉食性鱼类，故其鱼肝不宜食用。

🍚 山药炒鲈鱼

● **材料** 鲈鱼、山药各150克

● **调料** 料酒、香油各10克，盐、味精各3克

● **做法**

①鲈鱼收拾干净，切片；山药去皮洗净，切片。

②油锅烧热，下鲈鱼滑熟，再下入山药同炒。

③调入盐、味精、料酒炒至熟，淋入香油即可。

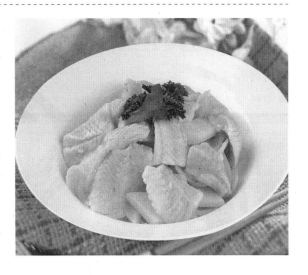

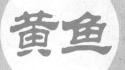

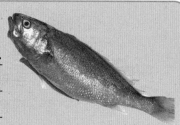

热　　量：413.82千焦	
生糖指数：40	
日食用量：80～100克	

宜食原因	黄鱼营养丰富，鲜品中蛋白质含量高，钙、磷、铁、碘等无机盐含量也很高，且鱼肉组织柔软，易消化吸收，适合糖尿病患者食用。
最佳搭配	♡黄鱼+苹果 ▶ 有助于营养的全面补充 ♡黄鱼+乌梅 ▶ 对大肠癌有疗效 ♡黄鱼+雪菜 ▶ 动植物蛋白互补 ♡黄鱼+竹笋 ▶ 口感好且营养丰富 ♡黄鱼+蕹菜 ▶ 润肺健脾、补气活血
禁忌搭配	✕黄鱼（小黄花鱼）+荆芥 ▶ 引起身体不适 ✕黄鱼（小黄花鱼）+荞麦 ▶ 导致消化不良 ✕黄鱼+牛油+羊油 ▶ 加重肠胃负担 ✕黄鱼+洋葱 ▶ 形成结石
食用注意	①患哮喘、过敏等病症者不宜食用。 ②黄鱼属于近海鱼，易受污染，所以尽可能地不要吃或少吃鱼头、鱼皮和内脏。

🍚 清汤黄鱼

● **材料** 黄鱼1条

● **调料** 盐4克，葱段、姜片、红椒末各2克

● **做法**

①将黄鱼宰杀处理干净备用。

②净锅上火倒入水，放入葱段、红椒末、姜片，再下入黄鱼煲至熟，调入盐，盛盘即可。

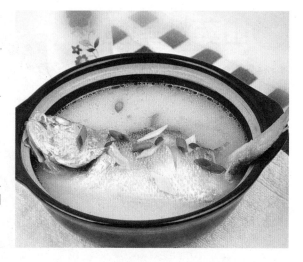

青鱼

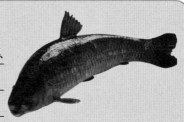

热　　量：493.24千焦
生糖指数：40
日食用量：80克

宜食原因	青鱼富含钾、硒等微量元素，可改善体内组织细胞对胰岛素的敏感性，并能增强对血脂的控制作用。
最佳搭配	◯青鱼+银耳　▶　可滋补身体 ◯青鱼+韭菜　▶　可治疗脚气 ◯青鱼+苹果　▶　缓解腹泻
禁忌搭配	✕青鱼+李子　▶　导致消化不良 ✕青鱼+咸菜　▶　引起消化道癌肿 ✕青鱼+西红柿　▶　不利营养成分的吸收
食用注意	青鱼甘平补虚，但是，患有癌症、红斑性狼疮、淋巴结核、支气管哮喘、痈疖疔疮、皮肤湿疹、疥疮瘙痒等病症者不宜食用。

🍲 芥菜青鱼汤

- **材料** 青鱼1条，芥菜200克
- **调料** 葱花、盐、鸡精、香油各3克，胡椒粒5克，姜片10克
- **做法**
① 鱼收拾干净，切块；芥菜洗净，切片。
② 锅入油，爆香姜片，放入青鱼块，煎至两面呈金黄色。
③ 锅入清水、胡椒粒，汤煮沸，放入芥菜和鱼一起熬煮熟，调入盐、鸡精，撒上葱花，淋入少许香油即可。

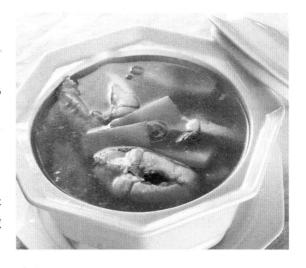

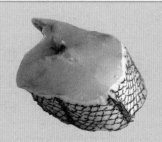

鳕鱼

| 热　　量：367.84千焦 |
| 生糖指数：40 |
| 日食用量：80克 |

宜食原因	鳕鱼富含EPA和DHA（均是人体不可缺少的不饱和脂肪酸），能够降低糖尿病患者血液中胆固醇、三酰甘油和低浓度脂蛋白的含量，从而降低糖尿病并发心脑血管疾病的概率。
最佳搭配	⊘鳕鱼+香菇　▶　补脑健脑 ⊘鳕鱼+豆腐　▶　提高蛋白质的吸收率 ⊘鳕鱼+西蓝花　▶　抗癌防癌
禁忌搭配	✕鳕鱼+香肠　▶　损害肝功能 ✕鳕鱼+洋葱　▶　降低蛋白质的吸收 ✕鳕鱼+红酒　▶　产生腥味
食用注意	幼儿、处于生育年龄的女性、哺乳期女性应慎食。

 鳕鱼虾仁炒蛋黄

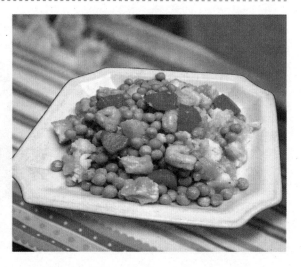

● **材料** 咸蛋黄2个，鳕鱼、豌豆各100克，虾仁、红椒片各50克

● **调料** 盐3克，料酒、油各适量

● **做法**

①豌豆洗净，煮熟；咸蛋黄切碎；鳕鱼洗净切块，用料酒去腥；虾仁洗净，用料酒腌渍；鳕鱼煎熟，出锅。

②油锅烧热，倒入虾仁、红椒片，炒至变色后倒入豌豆、鳕鱼、咸蛋黄，加盐炒至熟即可。

鳗鱼

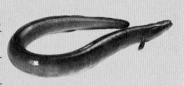

热　　量：509.96千焦
生糖指数：40
日食用量：30~50克

宜食原因	鳗鱼含有丰富的铬，而铬是人体制造胰岛素的原料，有利于糖尿病患者调节血糖水平。
最佳搭配	◇鳗鱼+豆腐 ▶ 增加蛋白质的吸收 ◇鳗鱼+山药 ▶ 辅助治疗虚劳体弱 ◇鳗鱼+马蹄 ▶ 辅助治疗夜盲症 ◇鳗鱼+黄酒 ▶ 补肺、强身 ◇鳗鱼+木耳 ▶ 补气养血
禁忌搭配	✕鳗鱼+醋 ▶ 引起中毒 ✕鳗鱼+红枣 ▶ 引起脱发 ✕鳗鱼+橘子 ▶ 引起中毒 ✕鳗鱼+荞麦 ▶ 不易消化
食用注意	①鳗鱼为"发物"，患慢性病及对水产品过敏的人忌食。 ②在病后脾肾虚弱、痰多、泄泻者，风寒感冒发烧期间，孕妇及高脂血症和肥胖者以及患有支气管哮喘等病症者不宜食用。

 # 鳗鱼豆腐汤

● 材料　鳗鱼300克，豆腐100克，上海青10克
● 调料　高汤适量，盐少许，味精、香葱末、红椒末各3克
● 做法
① 将鳗鱼去鳞、去鳃、去内脏，洗净，切段，汆水；豆腐洗净，切块；上海青洗净。
② 锅上火倒入高汤，下入鳗鱼、豆腐，调入盐、味精煲至熟，下入上海青稍煮，撒入香葱末、红椒末即可。

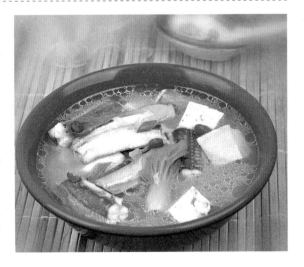

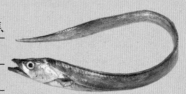

带鱼

热　　　量：	530.86千焦
生糖指数：	40
日食用量：	80克

宜食原因	带鱼中含有丰富的镁元素。而镁元素有促进胰岛素分泌，维持血糖水平的功效，并对心血管系统有很好的保护作用。常食带鱼还能预防糖尿病性心脑血管疾病。
最佳搭配	◇带鱼+木瓜　▶　对产后少乳、外伤出血等病症具有一定疗效 ◇带鱼+豆腐　▶　起到补钙的作用 ◇带鱼+苦瓜　▶　保护肝脏
禁忌搭配	✖带鱼+南瓜　▶　引起中毒 ✖带鱼+菠菜　▶　不利于营养的吸收 ✖带鱼+石榴　▶　可造成胃疼、呕吐、恶心
食用注意	①带鱼属"动风发物"，凡患有疥疮、湿疹等皮肤病或皮肤过敏者，癌症及红斑性狼疮、痈疖疔毒、淋巴结核、支气管哮喘等病患者不宜食用。 ②服异烟肼时以及身体肥胖者不宜多食。 ③不要贪食带鱼，否则易伤脾肾，诱发旧病。

🍲 带鱼黄芪汤

● **材料** 带鱼500克，黄芪30克，炒枳壳10克
● **调料** 盐、葱段、姜片、油各适量
● **做法**
①将黄芪、枳壳洗净，装入纱布袋中，制成药包。
②将带鱼去头，斩成段，洗净。
③将鱼段下入锅内稍煎，再放入清水适量，放入药包、盐、葱段、姜片，煮至鱼肉熟，拣去药包即可。

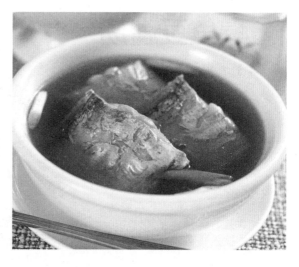

鲢鱼

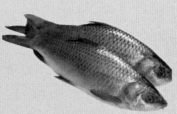

| 热　　量：434.72千焦 |
| 生糖指数：40 |
| 日食用量：80～100克 |

宜食原因	鲢鱼富含蛋白质、钙、镁、磷、铁、钾、硒等营养成分，可促进胰岛素的形成和分泌，加强胰岛素的功能，维持血糖水平，适合糖尿病并发肝脏疾病的患者食用。
最佳搭配	♡鲢鱼+豆腐　▶　补充钙质 ♡鲢鱼+藕　▶　养颜美容 ♡鲢鱼+萝卜　▶　利水消肿 ♡鲢鱼+青椒　▶　健脑益智 ♡鲢鱼+苹果　▶　缓解腹泻 ♡鲢鱼+红小豆　▶　有利水作用
禁忌搭配	✗鲢鱼+甘草　▶　容易引起腹泻 ✗鲢鱼+西红柿　▶　不利营养的吸收 ✗鲢鱼+猪肉　▶　对人体不利
食用注意	①鲢鱼肉不宜多吃，吃多了容易口渴。 ②由于鲢鱼可使炎症恶化，故甲亢病人要忌食；患有感冒、发烧、痈疽疔疮、无名肿毒、瘙痒性皮肤病、目赤肿痛、口腔溃疡、大便秘结、红斑狼疮等病症者不宜食用。

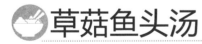

草菇鱼头汤

- ●材料 鲢鱼鱼头1个，草菇（袋装）75克
- ●调料 盐4克，葱丝、姜片、红椒圈各2克，香菜末3克，植物油适量
- ●做法
① 将鲢鱼鱼头洗净斩块，用盐、葱、姜腌渍片刻；草菇去根洗净备用。
② 油锅上火倒入水，调入盐、葱丝、姜片、红椒圈，下入鲢鱼鱼头、草菇煲至成熟，撒入香菜末即可。

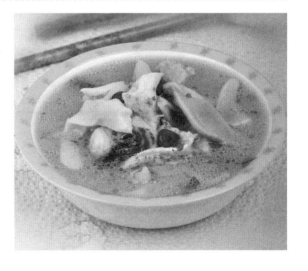

鳝鱼

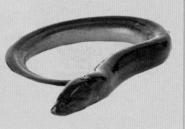

热　　量：	372.02千焦
生糖指数：	40
日食用量：	50克

宜食原因	鳝鱼内含有黄鳝素A和黄鳝素B，这两种成分可以调节糖代谢。
最佳搭配	◇鳝鱼+藕 ▶ 可以保持体内酸碱平衡 ◇鳝鱼+木瓜 ▶ 营养更全面 ◇鳝鱼+苹果 ▶ 缓解腹泻 ◇鳝鱼+金针菇 ▶ 补中益血
禁忌搭配	✗鳝鱼+菠菜 ▶ 易导致腹泻 ✗鳝鱼+银杏 ▶ 引起中毒 ✗鳝鱼+南瓜 ▶ 影响营养的吸收 ✗鳝鱼+狗肉 ▶ 温热助火
食用注意	瘙痒性皮肤病、痼疾宿病、支气管哮喘、淋巴结核、癌症、红斑狼疮等患者应忌食。

鳝鱼苦瓜枸杞汤

- **材料** 鳝鱼300克，苦瓜40克，枸杞子10克
- **调料** 高汤适量，盐少许
- **做法**

① 将鳝鱼处理干净，切成小段，汆水；苦瓜洗净，去籽，切片；枸杞子洗净备用。

② 净锅上火，倒入高汤，下入鳝段、苦瓜、枸杞子，大火烧开，适当熬煮，调入盐，煲至熟即可。

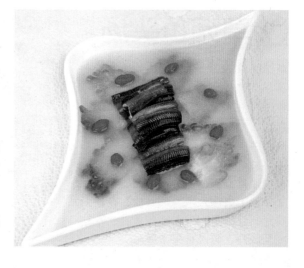

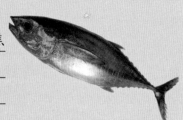

金枪鱼

热　　量：	413.82千焦
生糖指数：	40
日食用量：	50克

宜食原因	金枪鱼肉含较多的ω-3脂肪酸，可改善胰岛功能，增强人体对糖的分解、利用能力，维持糖代谢的正常状态。
最佳搭配	◇金枪鱼+绿色蔬菜　▶　味道更佳 ◇金枪鱼+鸡蛋　▶　健脾和胃 ◇金枪鱼+大米　▶　补益脾胃
禁忌搭配	✗金枪鱼+黄瓜　▶　不利于蛋白质的吸收 ✗金枪鱼+海带　▶　对身体不利 ✗金枪鱼+豆腐　▶　对身体不利
食用注意	金枪鱼营养丰富，基本无所忌。但是孕妇、肝硬化病人不宜食用。

意式金枪鱼拌饭

●材料　米饭300克，金枪鱼100克，西红柿、熟玉米粒、熟豌豆、猪肉各少许
●调料　盐3克，五香粉、葱花少许
●做法
①金枪鱼收拾干净切小块；西红柿洗净切开；猪肉洗净切细丁。
②猪肉炸至吐油，放入金枪鱼及洗净的玉米粒、豌豆稍炒，倒入米饭炒，放入西红柿翻炒至熟。
③加盐、五香粉调味，撒上葱花即可。

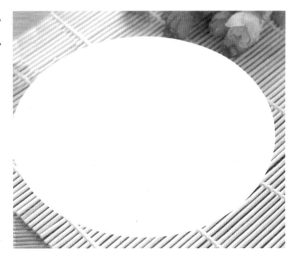

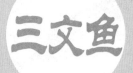

热　　量：	581.02千焦
生糖指数：	40
日食用量：	50克

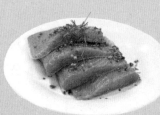

宜食原因	三文鱼是所有鱼类中含ω−3不饱和脂肪酸最多的一种，能改善人体的胰岛功能，减少患Ⅱ型糖尿病的可能性。
最佳搭配	◎三文鱼+西红柿　▶　滋润肌肤，抗衰老 ◎三文鱼+芥末　▶　可除腥、补充营养 ◎三文鱼+柠檬　▶　有利于营养吸收 ◎三文鱼+蘑菇　▶　营养丰富 ◎三文鱼+米饭　▶　可降低胆固醇
禁忌搭配	✕三文鱼+牛肝　▶　对身体不利 ✕三文鱼+橙汁　▶　呕吐 ✕三文鱼+蜂蜜　▶　对身体不利
食用注意	①痛风、高血压患者不宜食用三文鱼。 ②鲜三文鱼肉中有寄生虫，要经过冷冻处理后再吃。 ③孕妇忌食生三文鱼。

豆腐蒸三文鱼

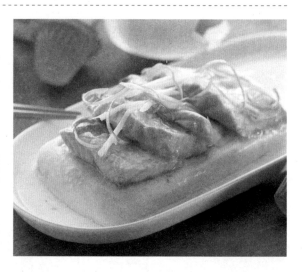

● 材料　老豆腐400克，新鲜三文鱼300克

● 调料　葱丝、姜丝各5克，盐3克

● 做法

①豆腐洗净横面平剖为二，平摆在盘中；三文鱼收拾干净，斜切成约1厘米厚的片状，依序排列在豆腐上。

②葱丝、姜丝铺在鱼上，均匀撒盐。

③蒸锅中加2碗水煮开后，将盘子移入，以大火蒸3~5分钟即可。

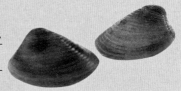

蛤蜊

热　　量：259.16千焦
生糖指数：40
日食用量：50克

宜食原因	蛤蜊中含有丰富的硒，硒具有类似胰岛素的作用，可以促进葡萄糖的运转，以降低血糖。蛤蜊中还含有较为丰富的钙，糖尿病患者食用可以有效地防治骨质疏松症。
最佳搭配	◇蛤蜊+豆腐　▶　祛热寒 ◇蛤蜊+绿豆芽　▶　清热解暑、利水消肿 ◇蛤蜊+韭菜　▶　补肾降糖 ◇蛤蜊+槐花　▶　治鼻出血、牙龈出血
禁忌搭配	⊗蛤蜊+芹菜　▶　影响维生素的吸收 ⊗蛤蜊+田螺　▶　腹胀 ⊗蛤蜊+橙子　▶　影响维生素C的吸收
食用注意	①蛤蜊性寒，脾胃虚寒、腹泻者忌食。 ②寒性胃痛、腹痛者忌食；女子月经来潮期间及妇人产后忌食；受凉感冒者忌食。 ③不要食用未熟透的贝类，以免传染上肝炎等疾病。

蛤蜊羊排汤

● 材料 羊排200克，豆腐150克，蛤蜊80克
● 调料 盐、味精、香菜段、葱段、色拉油各3克
● 做法
①羊排洗净斩段；豆腐洗净切块；蛤蜊洗净。
②油锅上火，将葱段炝香，倒入水、羊排、豆腐、蛤蜊，大火煲沸后转小火煲熟，调入盐、味精，撒香菜即可。

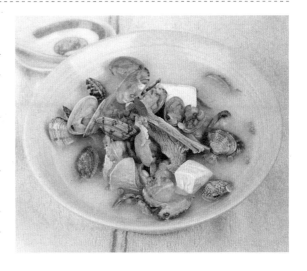

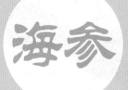

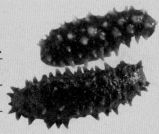

热　　量：	326.04千焦
生糖指数：	40
日食用量：	40克

宜食原因	海参含有多种人体必需的微量元素、酸性黏多糖和海参皂苷，具有激活胰岛 β 细胞活性，降低高浓度血糖的作用。
最佳搭配	◇海参+鸭肉 ▶ 食性中和，温润美味 ◇海参+豆腐 ▶ 健脑益智、生肌健体 ◇海参+菠菜 ▶ 补血补铁、生津润燥 ◇海参+竹笋 ▶ 滋阴润燥、清热养血 ◇海参+枸杞子 ▶ 补肾益气、养血润燥
禁忌搭配	✗海参+葡萄 ▶ 出现腹疼、恶心、呕吐等症状 ✗海参+柿子 ▶ 出现腹疼、恶心、呕吐等症状 ✗海参+醋 ▶ 影响口感
食用注意	患感冒、咯痰、气喘、急性肠炎、菌痢及大便溏薄等病症者不宜食用。

葱烧海参

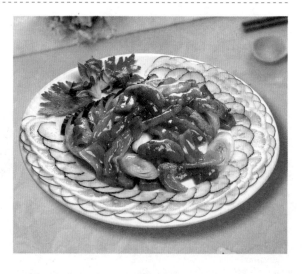

● 材料　海参300克，葱段3克，油菜150克

● 调料　盐、枸杞子、酱油、料酒、水淀粉、植物油各适量

● 做法

①海参洗净切条；油菜洗净，在根部打十字花刀，将枸杞子洗净放在根部。

②海参入锅翻炒，加盐、酱油、料酒调味，加清水煮开，放入葱段、水淀粉勾芡。

③油菜焯熟，摆盘即可。

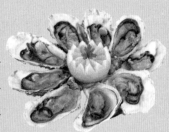

牡蛎

热　量：	305.14千焦
生糖指数：	40
日食用量：	2～3个

宜食原因	牡蛎中含锌很高，食用后可增加胰岛素的敏感性，起到辅助治疗糖尿病的作用。
最佳搭配	◇牡蛎+鸡蛋　▶　有利于促进骨骼生长 ◇牡蛎+豆瓣酱　▶　可有效去腥 ◇牡蛎+芡实+大米　▶　治疗阴道流血 ◇牡蛎+发菜+猪肉　▶　润肠通便 ◇牡蛎+百合　▶　润肺调中
禁忌搭配	⊗牡蛎+啤酒　▶　会引起痛风 ⊗牡蛎+芹菜　▶　会降低锌的吸收 ⊗牡蛎+糖　▶　导致胸闷、气短
食用注意	①虚而有寒者忌食牡蛎。 ②患有急慢性皮肤病以及进食水产类易腹泻、便溏者不宜多食牡蛎。

牡蛎豆腐汤

●材料 牡蛎肉、豆腐各100克，鸡蛋1个，韭菜50克

●调料 盐、味精、葱段、红椒末、香油、高汤、植物油各适量

●做法

①牡蛎肉洗净；豆腐洗净切丝；韭菜洗净切末；鸡蛋打入碗中。

②将葱炝香，倒入高汤，下入牡蛎肉、豆腐丝，调入盐、味精入味。

③加韭菜、红椒末、鸡蛋，淋香油。

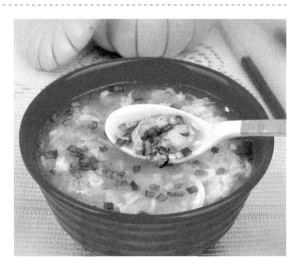

扇贝

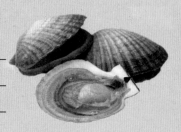

| 热　　量：250.8千焦 |
| 生糖指数：40 |
| 日食用量：60克 |

宜食原因	扇贝富含维生素B$_{12}$，维生素B$_{12}$能维持神经系统的正常功能。此外，扇贝中含有的硒元素能抑制细胞对糖的摄取，并能有效调节糖代谢。
最佳搭配	♡ 扇贝+红酒　▶　有补血、降血压的功效 ♡ 扇贝+粉丝　▶　健脾和胃 ♡ 扇贝+银耳　▶　美容润肤、健脑益心
禁忌搭配	✗ 扇贝+啤酒　▶　会引起痛风 ✗ 扇贝+橘子　▶　对身体不利 ✗ 扇贝+柿子　▶　对身体不利
食用注意	① 儿童痛风病患者不宜食用。 ② 扇贝所含的谷氨酸钠是味精的主要成分，可分为谷氨酸和酪氨酸等，在肠道细菌的作用下，会转化为有毒、有害物质，随血液流到脑部后，会干扰大脑神经细胞正常代谢，所以不宜多食。

 蒜蓉蒸扇贝

● 材料　扇贝200克，粉丝30克，蒜蓉50克
● 调料　葱丝、红椒丁、盐、味精、番茄酱各适量，植物油6克
● 做法
① 将扇贝剖开外壳，洗净；粉丝洗净剪小段。
② 贝肉剖两三刀，撒上粉丝上笼屉蒸熟。
③ 蒜蓉、葱丝和红椒丁煸出香味，放入盐、味精翻炒至熟后淋到扇贝上，加番茄酱即可。

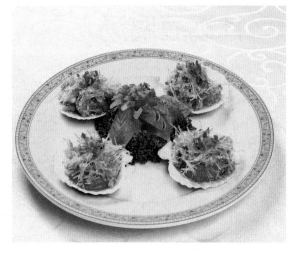

泥鳅

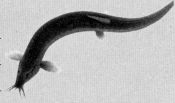

热　　量：401.28千焦	
生糖指数：40	
日食用量：50克	

宜食原因	泥鳅所含脂肪成分较低，胆固醇更少，属高蛋白、低脂肪食品，且含一种类似甘碳五烯酸的不饱和脂肪酸，这种成分对糖尿病患者的病情有利。
最佳搭配	◯泥鳅+牛蒡　▶　保持了营养素的平衡 ◯泥鳅+豆腐　▶　增强免疫力 ◯泥鳅+木耳　▶　补气养血、健体强身 ◯泥鳅+甜椒　▶　降血糖
禁忌搭配	⊗泥鳅+狗血　▶　阴虚火盛者忌食 ⊗泥鳅+螃蟹　▶　功能正好相反 ⊗泥鳅+河蟹　▶　会引起中毒
食用注意	阴虚火盛者不宜食用。

沙参泥鳅汤

●**材料** 泥鳅250克，猪瘦肉100克，沙参20克，黄芪10克，红枣3颗
●**调料** 盐、植物油各适量
●**做法**
①泥鳅收拾干净用沸水略烫；猪瘦肉洗净切片。
②将泥鳅煎至金黄色，捞起。
③将剩下的材料分别洗净，红枣泡发备用。
④瓦煲加入所有的原材料，大火煲滚后，改用小火煲2小时，加盐调味。

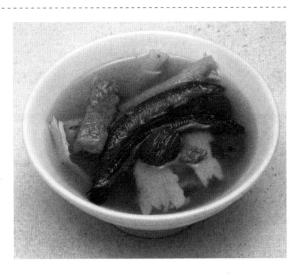

饮品 ▶

酸奶

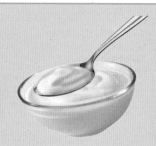

热　　量： 300.96千焦
生糖指数： 26
日食用量： 150~250克

宜食原因	酸奶能有效降低胆固醇，对于高血脂患者非常有利。此外，酸奶所含的钙，能有效预防糖尿病并发骨质疏松症。
最佳搭配	◇酸奶+猕猴桃　▶　促进肠道健康 ◇酸奶+苹果　▶　开胃消食 ◇酸奶+草莓　▶　增加营养价值
禁忌搭配	⊗酸奶+抗菌素　▶　会失去保健作用 ⊗酸奶+香肠、腊肉等高油脂的加工肉品　▶　会生成致癌物 ⊗酸奶+某些药物（如氯霉素、红霉素等抗生素，磺胺类药物等）　▶　可杀死或破坏酸奶中的乳酸菌
食用注意	①胃内酸液过多者不宜多吃酸奶。 ②胃肠道手术后的病人、腹泻或其他肠道疾病患者不适合喝酸奶。

苹果酸奶汁

●**材料** 苹果1个，原味酸奶60克，蜂蜜30克，凉开水80克，碎冰100克

●**做法**
①苹果洗净，去皮，去籽，切成小块备用。
②碎冰、苹果及其他材料放入搅拌机内，以高速搅打30秒即可。

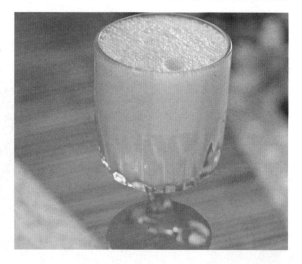

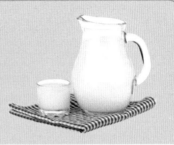

牛奶

热　　量：225.72千焦	
生糖指数：26	
日食用量：250克	

宜食原因	牛奶是低升糖指数食物，能缓解糖尿病患者血糖升高的症状。
最佳搭配	◯ 牛奶+燕麦　▶　有助于蛋白质消化吸收，且营养互补 ◯ 牛奶+木瓜　▶　美白护肤、通便 ◯ 牛奶+火龙果　▶　有解毒功效 ◯ 牛奶+草莓　▶　养心安神 ◯ 牛奶+芒果　▶　延缓衰老
禁忌搭配	✕ 牛奶+酸性果汁　▶　影响消化吸收 ✕ 牛奶+柑橘　▶　易引起腹泻、腹胀 ✕ 牛奶+菠萝　▶　引起腹泻 ✕ 牛奶+红糖　▶　加速动脉粥样硬化 ✕ 牛奶+豆浆　▶　影响营养成分的吸收
食用注意	①儿童不要空腹喝牛奶，而缺铁性贫血儿童则忌喝牛奶。 ②胃肠手术后不宜喝牛奶。

牛奶银耳水果汤

●**材料** 银耳100克，猕猴桃1颗，圣
女果5粒
●**调料** 鲜奶300克
●**做法**

①银耳洗净用清水泡软，去蒂，切成
细丁，加入鲜奶中，以中小火边煮边
搅拌，煮至熟软，熄火待凉装碗。

②圣女果洗净，对切成两半；猕猴桃
洗净削皮切丁，一起加入碗中即可。

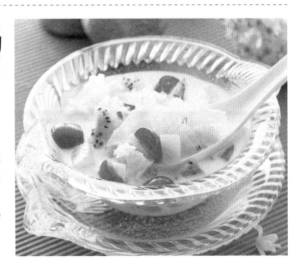

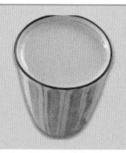

豆浆

热 量：58.52千焦

生糖指数：20

日食用量：250克

宜食原因	豆浆中含有丰富的植物蛋白、磷脂、纤维素，且营养极易被吸收，长期饮用，可有效防止人体对糖的过量吸收，增强人体抗病能力。
最佳搭配	▽豆浆+花生 ▶ 润肤，补虚 ▽豆浆+黑芝麻 ▶ 养颜润肤、乌发养发 ▽豆浆+枸杞子 ▶ 滋补肝肾、益精明目、增强免疫力 ▽豆浆+红枣、莲子 ▶ 滋阴益气、养血安神、补脾胃、清热解毒
禁忌搭配	⊗豆浆+红糖 ▶ 破坏营养成分 ⊗豆浆+鸡蛋 ▶ 损失营养价值 ⊗豆浆+蜂蜜 ▶ 影响消化吸收
食用注意	①胃寒、腹泻、腹胀、慢性肠炎、夜尿频多、遗精患者忌食豆浆。 ②豆浆忌未煮沸即食，忌一次食用过量，忌装暖瓶。

 银耳黑豆浆

● **材料** 黑豆50克，银耳20克

● **做法**

①黑豆加水泡软，洗净；银耳泡发，去杂质，洗净撕成小朵。

②将上述材料倒入豆浆机中，加水搅打成浆，煮沸后滤出豆浆即可。

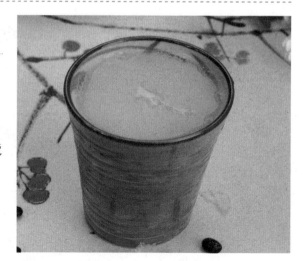

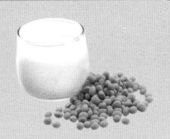

豆奶

热　　量：125.4千焦

生糖指数：26

日食用量：250克

宜食原因	豆奶中含有的亚油酸，可以帮助糖尿病患者降低血糖和血脂，起到保健的功效。
最佳搭配	◇豆奶+香蕉　▶　不但可吸取大豆的营养，还可加强肠道的活力 ◇豆奶+麦片　▶　健脾和胃 ◇豆奶+核桃　▶　增强免疫力
禁忌搭配	⊗豆奶+鸡蛋　▶　产生一种根本不能吸收的物质 ⊗豆奶+红糖　▶　产生一种变性沉淀物，能分解、破坏红糖和豆奶中的营养成分 ⊗豆奶+蜂蜜　▶　易致泄泻
食用注意	未煮熟的豆奶不能饮用。

 养生黑豆奶

● 材料　青仁黑豆200克，玄参、麦门冬各10克，生地8克，糖30克

● 做法

① 青仁黑豆洗净，浸泡约4小时。

② 全部药材洗净后放入棉布袋，置入锅中，以小火加热至沸腾，约5分钟后滤取药汁备用。

③ 将黑豆与药汁混合，放入果汁机内搅拌均匀，过滤出黑豆浆倒入锅中，以中火搅拌至沸腾，最后加糖即可。

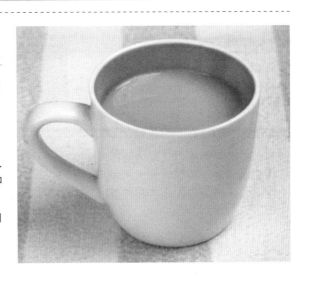

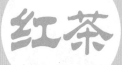

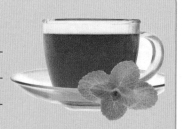

热　　量：	1228.92千焦
生糖指数：	10
日食用量：	15克

宜食原因	红茶含有的多酚类物质，具有促进人体产生胰岛素的功效，常喝可以辅助控制血糖水平。
最佳搭配	⌄红茶+牛奶　▶　可以去油腻，助消化，消除疲劳 ⌄红茶+柠檬　▶　开胃消食 ⌄红茶+糖　▶　驱寒暖胃
禁忌搭配	✖红茶+人参（或西洋参）　▶　降低药效 ✖红茶+酒　▶　有损健康 ✖红茶+药物　▶　降低药效
食用注意	①夏季应少饮红茶。 ②红茶不宜多喝，存放不足半个月的红茶更不要喝。因为红茶中含有较多的咖啡因、活性生物碱以及多种芳香物质，这些物质会使人的中枢神经系统兴奋，有神经衰弱、心脑血管病的患者应适量饮用，而且不宜在睡前或空腹时饮用。

 芦荟红茶

● 材料　芦荟50克，菊花5克，红茶3克

● 调料　蜂蜜适量

● 做法

①将芦荟洗净去皮，只取内层白肉。
②将芦荟和洗净的菊花放入水中用小火慢煮，水沸后加入红茶和适量蜂蜜即可。

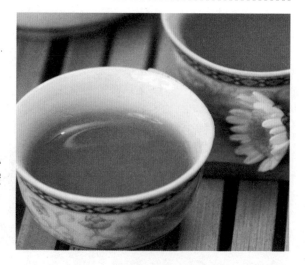

其他

大蒜

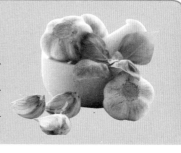

热　　量：	526.68千焦
生糖指数：	26
日食用量：	3瓣

宜食原因	大蒜中硒含量较多，对人体胰岛素合成起到一定促进作用。大蒜中的大蒜素、丙基二硫醚和S-烯丙基-L-半胱氨基酸亚砜可以通过阻止肝脏对胰岛素的干扰，进而增加血液胰岛素水平。
最佳搭配	◇大蒜+洋葱　▶　能防癌抗癌，抗菌消炎 ◇大蒜+猪肉　▶　能促进血液循环，消除疲劳 ◇大蒜+马齿苋　▶　清热止痢
禁忌搭配	⊗大蒜+葱　▶　导致腹痛，肠胃痉挛 ⊗大蒜+鸡肉　▶　引起呼吸困难 ⊗大蒜+红枣　▶　引起消化不良
食用注意	阴虚火旺之人，经常出现面红、午后低热、口干便秘、烦热等症状者忌食大蒜。

蒜蓉菜心

- ●材料　菜心400克，蒜蓉30克
- ●调料　鸡精、盐、油、香油各适量
- ●做法
①将菜心洗净，入沸水锅中加少许盐焯水至熟。
②炒锅注油烧热，放入蒜蓉炒香，加入香油、鸡精、盐，起锅倒在菜心上即可。

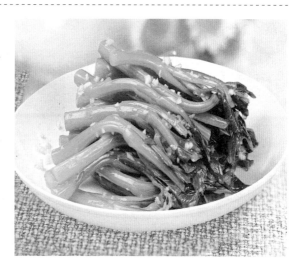

生姜

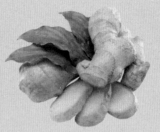

热　　量：	171.38千焦
生糖指数：	26
日食用量：	10克

宜食原因	生姜中含有姜黄素，能降低血糖，并减少糖尿病的并发症。
最佳搭配	♡生姜+蜂蜜　▶　美容养颜 ♡生姜+红糖　▶　预防感冒 ♡生姜+松花蛋　▶　延缓衰老 ♡生姜+螃蟹　▶　祛寒杀菌
禁忌搭配	✕生姜+马肉　▶　导致痢疾 ✕生姜+白酒　▶　易伤肠胃 ✕生姜+牛肉　▶　引起上火 ✕生姜+兔肉　▶　破坏营养成分
食用注意	姜本身生热，阴虚内热及邪热亢盛者忌食。

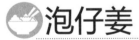 泡仔姜

● 材料 仔姜1000克
● 调料 花椒、八角、桂皮各适量，盐200克
● 做法
① 将鲜仔姜洗净，去皮后沥干水分，装入干净坛内。
② 锅置火上，放入盐、八角、花椒、桂皮和适量的清水，烧开，置通风处凉凉，倒入坛内。
③ 密封坛口，泡制一星期左右后取出切片即可食用。

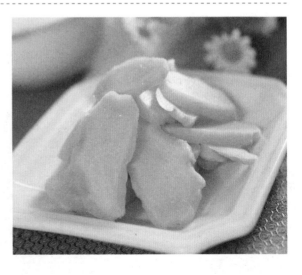

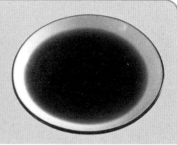

热　　量：	129.58千焦
生糖指数：	14
日食用量：	20克

宜食原因	醋中的有机酸能够促进糖尿病患者体内糖类的排出，起到抑制血糖上升的作用。
最佳搭配	◎醋+肉类+蔬菜等食物 ▶ 可增加和改善菜肴的口味，还能增添或改变菜肴的色泽，祛除腥膻味 ◎醋+辣酱+食用油 ▶ 可增进食欲 ◎醋+猪蹄 ▶ 营养更丰富 ◎醋+芝麻 ▶ 促进铁、钙吸收 ◎醋+骨头汤 ▶ 促进钙的吸收
禁忌搭配	⊗醋+酒 ▶ 引发胃炎 ⊗醋+胡萝卜 ▶ 破坏胡萝卜素 ⊗醋+丹参 ▶ 引起中毒 ⊗醋+茯苓 ▶ 引起中毒
食用注意	胃溃疡和胃酸过多者或正在服用磺胺类药、碱性药、抗生素、解表发汗等药物者不宜食醋。

醋熘包菜

● **材料** 包菜400克，干辣椒5克
● **调料** 醋、酱油、盐、油各适量
● **做法**

①将包菜洗净，切片；干辣椒洗净，切段。

②锅内加油烧热，放入干辣椒段爆香，再倒入包菜快炒至熟时，再加入醋、酱油和盐调味，起锅装盘。

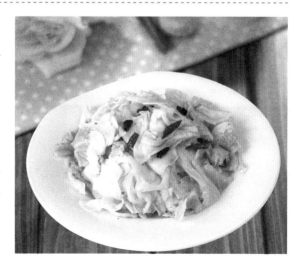

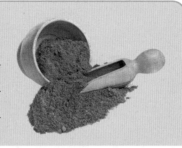

热　量：	898.7千焦
生糖指数：	41
日食用量：	20克

宜食原因	姜黄素是咖喱中的姜黄的化合物。据现代医学研究发现，姜黄素有抗炎和阻止细胞氧化损伤的功效，对于炎症和细胞氧化损伤引发的糖尿病有显著疗效。
最佳搭配	♡咖喱+鳕鱼 ▶ 容易消化 ♡咖喱+青椒 ▶ 可降低血脂、血糖 ♡咖喱+胡萝卜 ▶ 促进胃肠蠕动
禁忌搭配	✕咖喱+蜂蜜 ▶ 引起胃肠不适症状 ✕咖喱+香蕉 ▶ 对身体不利 ✕咖喱+菱角 ▶ 对身体不利
食用注意	胃炎、溃疡病患者少食，患病服药期间不宜食用。

 ## 咖喱炒双花

● 材料　西蓝花、菜花各200克，咖喱粉20克
● 调料　橄榄油4克，葱、蒜各适量
● 做法
① 将西蓝花、菜花分别洗净掰成小朵，放入沸水中焯熟。
② 小葱洗净切段，蒜去皮洗净剁成蓉。
③ 放入切好的葱段和蒜蓉爆出香味，放入咖喱粉炒至化开，然后倒入双花翻炒均匀就可以出锅了。

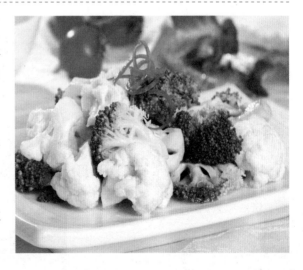

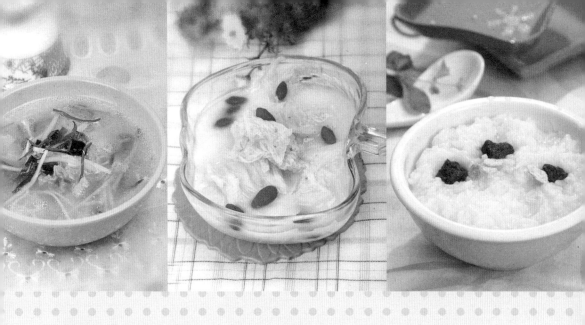

Part 5
糖尿病本身并不可怕，可怕的是各种并发症

　　糖尿病引起的各种慢性并发症的发生时间，一般在患糖尿病5年之后出现，其发生的早晚和严重程度与血糖控制的好坏、血脂、血压等有直接关系。因此，糖尿病患者应该从发现糖尿病时每年检查一次慢性并发症的发生情况。根据中医对糖尿病治疗的辨证施膳原则，对于有不同并发症的糖尿病患者，应该在糖尿病饮食的基础上兼顾并发疾病的特点来实施对症饮食，以达到良好的辅助治疗效果。

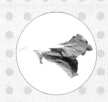
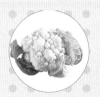
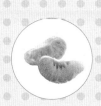
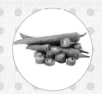

糖尿病性低血糖

●糖尿病并发低血糖是指因为治疗不当所致的血糖持续性过低的现象，糖尿病低血糖可由多种病因造成，不同病因所致的低血糖发生率不同。

发病症状	临床上可表现为出汗、心悸、饥饿、焦虑、紧张、面色苍白、肢体震颤和血压轻度升高等。
急救方法	①轻者及重者无意识障碍，能口服的可以口服高糖食品，如果汁、可乐、雪碧、馒头、饼干、水果糖、巧克力等。 ②重者有意识障碍无法口服者则采取静脉补充治疗。 ③要合理使用胰岛素：胰岛素根据其作用时间长短，分为长效、中效和短效；胰岛素剂量最好请医生根据病情、食量协助合理调整；除剂量外，还要注意胰岛素作用时间，使用普通胰岛素，应在进食前15分钟用药，但最早不能超过食前30分钟，否则可能发生低血糖。
预防方法	①糖尿病病人要做到定期检查血糖、尿糖，发现有低血糖倾向时要与医师密切合作，及时口服糖水或遵医嘱治疗。 ②注射胰岛素或口服降糖药时应避免大剂量或自行增加剂量。 ③注射胰岛素后要按规定进餐。 ④夜间有低血糖发生时，可在睡前适量加餐。 ⑤进餐要定时定量，运动要适度，不要饮酒。
饮食建议	①糖尿病患者应确保每餐摄入足量的复合型碳水化合物，如各类主食，严格按时进餐；如果因某些特殊情况使进餐时间延迟，则须先进食苏打饼干、面包片和水，以防止血糖降低。 ②糖尿病患者还应避免空腹饮酒，如需饮酒，应确保饮酒前先进食含复合碳水化合物的食品。
宜吃食物	黄瓜、西红柿、青菜、芹菜、柚子、猕猴桃、草莓、青苹果、瘦肉、牛奶、鱼类、玉米面、荞麦面、燕麦
忌吃食物	甜食、油炸食品及瓜子、动物内脏

对症食疗 玉米蔬菜汤

● **材料** 玉米、青椒、蘑菇、胡萝卜、香菜各适量

● **调料** 盐、鸡精各适量，高汤8碗
● **做法**
① 将玉米洗净切段；胡萝卜洗净，去皮切块；香菜洗净，切段
② 青椒洗净切块；鲜蘑菇去蒂洗净，撕成条；砂锅中倒入高汤，放入所有原料煮熟。
③ 加盐、鸡精煮至入味，出锅装入碗后，撒香菜段即可。

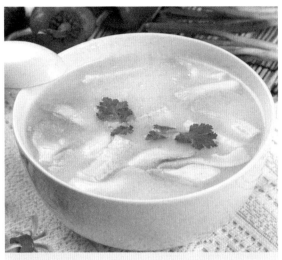

● **食疗功效**
玉米有宁心活血、调理中气等功效；蔬菜能滋阴润燥，通利肠胃。本品可以降低血脂，对于高血脂、糖尿病患者有益。

对症食疗 黄瓜黑白耳汤

● **材料** 黄瓜120克，水发木耳、银耳各25克

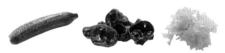

● **调料** 盐3克，葱丝、红椒丝、姜末各1克，香油、植物油各适量
● **做法**
① 将黄瓜洗净切丝；水发木耳、银耳洗净均切丝备用。
② 净锅上火倒油烧热，将葱、姜、红椒丝爆香，下入黄瓜、水发木耳、银耳稍炒，倒入水，调入盐煲至熟，淋入香油即可。

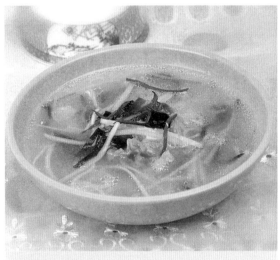

● **食疗功效**
黄瓜具有抗肿瘤的作用，对血糖也有很好的调节作用；黑木耳可降低血液中胆固醇的含量。本品能防治糖尿病性低血糖，可谓药食兼优。

糖尿病高渗性非酮症综合征

● 高血糖和高尿糖造成渗透性利尿，患者失水常常远比电解质丢失严重。脱水一方面能引起皮质醇、儿茶酚胺和胰高糖素的分泌增加，另一方面又能进一步抑制胰岛素的分泌，继续加重高血糖，形成恶性循环。

发病症状	患者起病缓慢，主要表现为原有糖尿病病症加重，呈烦渴、多饮、多尿、乏力、头晕、食欲不振、恶心、呕吐、腹痛等，反应迟钝，表情淡漠。 该病发生后，并发症的肺部感染最常见，此外由于严重的脱水，患者发生血栓的危险性明显升高。由于极度高血糖和高血浆渗透压，血液浓缩，黏稠度增高，易并发动静脉血栓形成，其中以脑血栓尤为严重，且病死率高。
急救方法	根据失水量，补液量按体重的10%~15%计算，迅速大量补液，总量约6~10升，总量的1/3应在4小时内输入，其余应在12~24小时内输完。
预防方法	①加强糖尿病知识的教育和健康检查，早期发现早期治疗，50岁以上的老年人应定期检测血糖；确诊有糖尿病的病人，应正规服药，控制饮食，加强运动，严格控制血糖水平。 ②控制各种诱发因素，积极治疗各种感染。在进行血透、腹透、应用甘露醇脱水等治疗时，应注意是否有脱水现象，及时监测血糖、尿糖；积极保护心肾功能。 ③注意诱发药物应用，如利尿剂、糖皮质醇、普萘洛尔等。
饮食建议	主食粗细搭配，副食荤素搭配，烹调时用油量力求最少。
宜吃食物	宜高膳食纤维饮食，如多摄入粗粮、蔬菜等。
忌吃食物	白糖、红糖、葡萄糖及糖制甜食，如果糖、糕点、果酱、蜂蜜、蜜饯、冰激凌等。

对症食疗 冬瓜炒芦笋

● 材料　冬瓜250克，芦笋100克

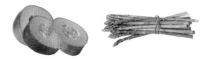

● 调料　盐3克，味精1克，植物油适量
● 做法
① 冬瓜洗净，去皮，切块；芦笋洗净，切段。
② 热锅下油，放入冬瓜和芦笋翻炒至熟。
③ 加入盐、味精调味，出锅即可。

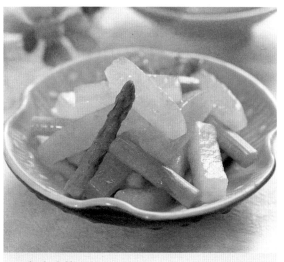

● 食疗功效

芦笋有护心养胃、利尿消肿的功效，其铬含量高，可以调节血液中脂肪与糖分的浓度；冬瓜有除烦止渴、利尿消肿、健脾和胃的功效。本品能够在一定程度上减轻糖尿病高渗性非酮症综合征的症状。

对症食疗 芝麻拌芹菜

● 材料　西芹500克，红辣椒2个，熟芝麻少许

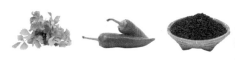

● 调料　盐、蒜末、味精、花椒油各适量
● 做法
① 红辣椒洗净，去蒂，去籽，切圈，盛盘垫底用；西芹择洗干净，切片。
② 将西芹入沸水中焯熟，冷却后装入盘。
③ 加入蒜末、花椒油、味精、盐和炒熟的芝麻，拌匀即可食用。

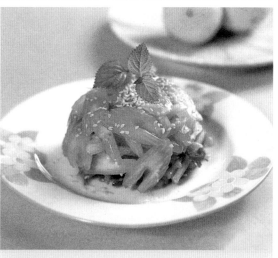

● 食疗功效

芹菜含有大量的粗纤维，有降血糖的作用；芝麻能抑制胆固醇、脂肪的吸收。本菜品可以在一定程度上防治糖尿病高渗性非酮症综合征。

糖尿病酮症酸中毒

● 糖尿病酮症酸中毒是由于体内缺乏胰岛素而引起糖和脂肪的代谢紊乱，以高血糖、高酮血症、酮尿、代谢性酸中毒为主要表现的临床综合征。

发病症状	极度烦渴、尿多、明显脱水、极度乏力、恶心、呕吐、食欲低下。少数患者表现为全腹不固定疼痛，有时较剧烈，似外科急腹症，但无腹肌紧张、仅有轻压痛，头痛，精神萎靡或烦躁，神志渐恍惚，最后嗜睡、昏迷；严重酸中毒时出现深大呼吸，频率不快，也无呼吸困难感，呼气有烂苹果味。 脱水程度不一，双眼球凹陷，皮肤弹性差，脉快，血压低或偏低，舌干程度是估计脱水程度的重要而敏感的体征；此外，尚有诱因本身的症候群，如感染、心脑血管病变的症状和体征。
急救方法	尽快补液以恢复血容量，纠正失水状态，降低血糖，纠正电解质及酸碱平衡失调，同时积极寻找和消除诱因，防治并发症，降低病死率。
预防方法	①糖尿病治疗要合理，防治血糖骤升、速降的变化，维持血糖在120毫摩尔/升以下。 ②糖尿病患者饮食要有规律，防止暴饮暴食，按糖尿病饮食标准控制好饮食。 ③注意心理平衡，避免精神、情绪过分激动。 ④防止各种感染，保持体力，避免疲劳。 ⑤根据体力情况适当进行体育活动。
饮食建议	吃低脂肪、低糖、低盐、高纤维素饮食。
宜吃食物	苦荞麦、南瓜、芹菜、冬瓜、竹笋、木耳、蘑菇、洋葱、胡萝卜、鱼、鸭、鸡肉等。
忌吃食物	白糖、红糖、葡萄糖、糖制品、甜食、果糖、蜂蜜等。

对症食疗 腐乳烧冬瓜

●材料 冬瓜300克

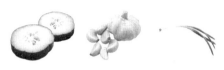

●调料 腐乳20克，辣椒油、盐、油、
　　　 蒜、葱各适量

●做法

①冬瓜洗净，去皮、瓤、籽，切块；
蒜去皮，洗净切末；葱洗净，切葱花。

②锅中热油，放入蒜炝锅，倒入冬
瓜块炒熟。

③倒入腐乳、辣椒油、盐调味，起
锅，撒上葱花即可。

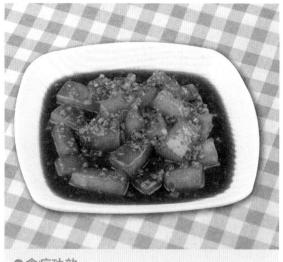

●食疗功效

冬瓜性寒，清热解毒，能促使体内淀粉、糖转化为
热能，而不变成脂肪；腐乳富含植物蛋白，可促进
氨基酸分解，帮助消化。本菜品可以缓解糖尿病酮
症酸中毒症状。

对症食疗 胡萝卜菌菇粥

●材料 胡萝卜、菌菇各80克，大米、
　　　 油菜各适量

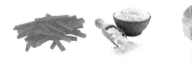

●调料 盐3克，味精1克，泡发枸杞
　　　 子、葱各适量

●做法

①大米浸泡洗净；胡萝卜洗净去皮，
切片；葱洗净，切花；油菜、菌菇
均洗净备用。

②将大米倒入瓦煲，加水烧开后倒
入枸杞子、胡萝卜、菌菇同煮。

③待米粒绽开花时，加盐调味，下
入油菜、葱花、味精即可。

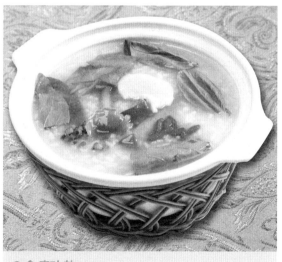

●食疗功效

金针菇可抑制血脂升高，降低胆固醇；胡萝卜能健
脾化滞，清热解毒，还可以降血糖。本菜品可以降
低糖尿病酮症酸中毒患者不适症状。

糖尿病乳酸性酸中毒

●糖尿病乳酸性酸中毒是不同原因引起血乳酸持续增高和pH降低（小于7.35）的异常生化改变所致的临床综合征，后果严重，病死率高。

发病症状	轻症：仅有乏力、恶心、食欲降低、头昏、嗜睡、呼吸稍深快症状。 中至重度：有恶心、呕吐、头痛、头昏、全身酸软、口唇发绀、呼吸深大，但无酮味、血压下降、脉弱、心率快，可有脱水表现、意识障碍、四肢反射减弱、肌张力下降、瞳孔扩大、深度昏迷或出现休克症状。
急救方法	①可改善组织灌注，纠正休克，利尿排酸。 ②用生理盐水，避免使用含乳酸的制剂。
预防方法	①在糖尿病治疗中不用苯乙双胍；凡糖尿病肾病、肝肾功能不全、大于70岁的老年人以及心肺功能不佳者，其他双胍类药物应采用；糖尿病控制不佳者可用胰岛素治疗。 ②糖尿病患者应戒酒，并尽量不用可引起乳酸性酸中毒的药物（乳果糖、山梨醇、木糖醇、水杨酸盐、异烟肼等药物）。 ③积极治疗各种可诱发乳酸性酸中毒的疾病；同时对高乳酸血症患者（即无酸血症，但乳酸大于2.5毫摩尔／升）需及时治疗各种潜在诱因，并密切随访观察。
饮食建议	①少吃多餐，这样既保证了热量和营养的供给，又可避免出现餐后血糖高峰。 ②碳水化合物食物要按规定吃，不能少吃也不能多吃，要均匀地吃。
宜吃食物	藕、慈姑、红小豆、绿豆、蚕豆、芸豆、豌豆、苹果、橘子、橙子、草莓等。
忌吃食物	白糖、红糖、葡萄糖、糖制品、甜食、果糖、蜂蜜、芋头、奶油、猪油、羊油、黄油、瓜子、动物内脏等。

对症食疗 菜园炒莲藕

●**材料** 莲藕400克，猪肉100克

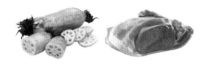

●**调料** 盐、面粉、淀粉、姜末、植物油各适量

●**做法**

① 莲藕洗净去皮切片；猪肉洗净切成末，加盐、淀粉、姜末搅拌均匀，腌渍20分钟。

② 将肉末均匀夹在藕片之间，藕片周围裹上一层面粉，制成藕饼。

③ 油锅烧至五成热时，放入藕饼小火炸至熟，捞出沥油摆盘即可。

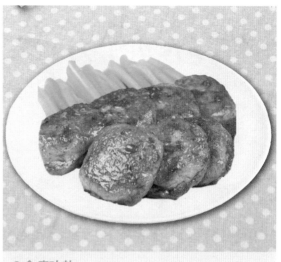

●**食疗功效**

莲藕的含糖量不算很高，又含有大量的维生素C和食物纤维，能清热解毒，对糖尿病等有虚弱之症的人都十分有益。本菜品有利于糖尿病乳酸性酸中毒者食用。

对症食疗 山药黑芝麻粥

●**材料** 山药30克，粳米60克，黑芝麻120克，绿豆芽适量

●**调料** 熟枸杞子、牛奶各适量

●**做法**

① 山药削皮洗净，切细条；绿豆芽洗净，去头；粳米洗净，浸泡1小时。

② 在果汁机中放入山药、黑芝麻、粳米，加入清水、牛奶搅拌均匀。

③ 将搅拌好的材料倒入锅内，用小火煮沸，不断搅拌成糊，装碗，撒入熟枸杞子和绿豆芽至熟即可。

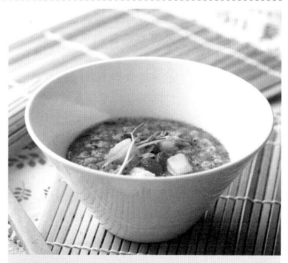

●**食疗功效**

山药内含淀粉酶消化素，能分解蛋白质和糖；黑芝麻富含矿物质，如钙与镁等，能补充糖尿病患者所需营养。本菜品适宜糖尿病乳酸性酸中毒患者食用。

糖尿病并发高血压

●如果糖尿病患者同时患有并发性高血压，那么并发心血管疾病的比例比无高血压的糖尿病患者要高出很多。在这种情况下，并发高血压的糖尿病患者极易发生诸如脑血管意外、冠心病、高血压性心脏病、糖尿病性肾脏病变、眼底病变、周围动脉硬化及坏疽等并发疾病。

发病症状	头晕、头痛、烦躁、心悸、失眠、注意力不集中、记忆力减退、肢体麻木、出血。
急救方法	调节患者情绪，尽量转移注意力。
预防方法	①积极减肥，使体重达到标准体重；适当进行有规律的体育运动和控制每日摄入总热量。 ②通过饮食和药物治疗控制高脂血症。 ③限制钠盐的摄入：每日3~5克。 ④坚持戒烟限酒。 ⑤尽量避免使用口服避孕药。
饮食建议	①总的来说，糖尿病并发高血压患者必须限制一天的主食量，将每天进食的食物总量严格控制在总热能的摄入标准之内，以减轻体重。 ②过多地食盐对糖尿病性高血压患者有百害而无一利，所以应该控制一天的食盐总摄入量，每日最多不能超过5克。 ③当然，跟其他糖尿病患者一样，糖尿病性高血压患者亦不宜进食动物性油脂及胆固醇含量很高的食物，如猪肉、猪肝、猪腰、蛋黄、鱼丸、螃蟹等。
宜吃食物	燕麦、玉米、绿豆、红豆、大豆、苹果、柑橘、山楂、西红柿、菠菜、芥菜、芹菜、冬瓜、胡萝卜、茼蒿、青鱼、带鱼、鲫鱼、海蜇、海参、香菇、草菇、海带、木耳、银耳、大蒜、菜籽油、橄榄油、花生油、大豆油、菊花、夏枯草、枸杞子、玉米须、葛根、刺五加等。
忌吃食物	糕点、葡萄、香蕉、枇杷、柿子、金橘、黑枣、红枣、甜瓜、芒果、甘蔗、桂圆、杨梅、肥肉、动物内脏、松花蛋、鸡蛋黄、鱼子、鱼肝、鱿鱼、墨鱼、螃蟹、胡椒、咸菜、酱菜、浓茶、烈酒等。

对症食疗 鲜鱼燕麦粥

● 材料 鲜鱼肉150克，燕麦片130克，
芹菜30克

● 调料 姜5克，盐2克，枸杞子、葱
花各适量

● 做法

① 将鱼肉洗净，切成小块；芹菜洗
净，去叶，切成碎末；姜洗净，切
丝备用；枸杞子洗净。

② 在锅内放入4碗水，水沸腾后先放
入燕麦片煮2分钟，再加入鱼肉块、
姜丝及芹菜末。

③ 待鱼肉煮熟后，加入适量的盐调
味，撒入葱花和枸杞子即可。

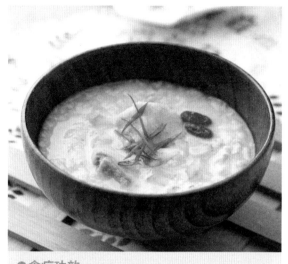

● 食疗功效

燕麦有补益脾肾、润肠止汗、降血压的作用；鱼
肉可以降低胆固醇和血液黏稠度。本菜品可促进
血液循环，降低血压，利于糖尿病并发高血压患
者食用。

对症食疗 山楂莲子粥

● 材料 大米70克，山楂糕50克，莲
子30克

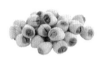

● 调料 冰糖少许

● 做法

① 大米淘洗干净，浸泡约半小时；
莲子泡发，去掉莲心。

② 锅置火上，加适量水，放入大
米、莲子，大火煮至米粒绽开。

③ 转小火，放入山楂糕，煮至山楂
糕完全溶化，粥浓稠，再加入冰糖
稍煮片刻即可。

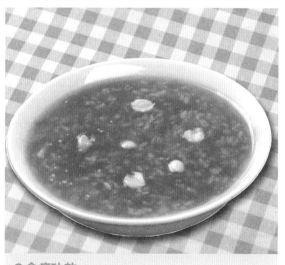

● 食疗功效

山楂中含有不饱和脂肪酸，有软化血管、降血脂的
作用；莲子能促进机体进行蛋白质、脂肪、糖类代
谢，还能降低血压。本菜品适宜糖尿病并发高血压
者食用。

糖尿病并发血脂异常

● 大多数糖尿病患者都有胰岛素分泌相对不足的情况，而胰岛素分泌不足常可引起脂质代谢异常。因为胰岛素具有促进脂蛋白分解的作用，当胰岛素分泌不足或体内产生胰岛素抵抗时，患者血液中的三酰甘油、低密度脂蛋白、极低密度脂蛋白含量都会明显升高，也就出现血脂异常的表现。

发病症状	轻度患者通常没有不舒服的感觉。较重者会出现头晕目眩、头痛、胸闷、气短、心慌、胸痛、乏力、口角歪斜、不能说话、肢体麻木等症状。
急救方法	口服降糖药和注射胰岛素双管齐下。
预防方法	①饮食控制，首先要减少或避免食用含三酰甘油、胆固醇高的食物，如动物内脏、动物脂肪、油炸食品等，减少食物中脂质的来源；另外控制淀粉类食物的摄入同样重要，因其可减少体内脂质合成所需的原料，从而减少体内三酰甘油、胆固醇的合成。 ②适当的体育锻炼可以消耗热量，直接消耗三酰甘油和（或）减少体内血脂合成的原料。 ③合理选择调脂药：降低低密度脂蛋白胆固醇（LDL－C）首选他汀类，备选胆酸隔置剂；升高高密度脂蛋白胆固醇（HDL－C）要改善生活方式，如减轻体重、增加体力活动、戒烟、控制血糖，除烟酸（相对禁忌）外无明显有效药；降低TG控制血糖，选择贝特类（吉非贝齐），他汀类。 ④调脂治疗的时机：糖尿病病人何时开始使用调脂药？美国糖尿病学会（ADA）建议，40岁以上的糖尿病患者，不论LDL-C水平高低，均鼓励应用他汀类药物使LDL-C降低30%以上。
饮食建议	低盐低脂饮食。
宜吃食物	山楂、木瓜、火龙果、苹果、燕麦、莜麦、鸽肉、猪瘦肉、脱脂牛奶、带鱼、金枪鱼、木耳、枸杞子等。
忌吃食物	香蕉、葡萄、黑枣、柿子、奶油蛋糕、肥肉、腊肉、动物内脏、浓茶、咖啡、酒、巧克力、冰激凌等。

对症食疗 木瓜小米粥

●**材料** 小米50克，木瓜半个

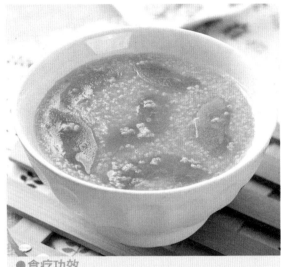

●**调料** 冰糖适量

●**做法**

① 小米洗净，用清水浸泡30分钟；木瓜洗净，去皮，去瓤，切片。

② 锅置火上，注入适量清水，放入小米大火煮至米粒绽开，然后放入木瓜。

③ 转小火慢熬至粥呈浓稠状，调入冰糖溶化即可。

●**食疗功效**

木瓜所含的齐墩果成分是一种具有抗炎抑菌、降低血脂等功效的化合物；小米含有容易被消化的淀粉，很容易被人体消化吸收。本菜品有利于糖尿病并发血脂异常的患者食用。

对症食疗 黄芪山药炖乳鸽

●**材料** 乳鸽250克，黄芪、山药各100克，枸杞子少许

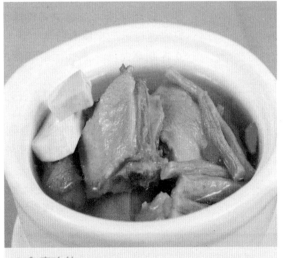

●**调料** 盐4克

●**做法**

① 将鸽子洗净，剁成块，汆水；山药洗净，去皮切块；黄芪洗净，切段；枸杞子洗净。

② 煲锅内倒入水，下入枸杞子、鸽肉块、黄芪、山药，调入盐煲至熟即可。

●**食疗功效**

鸽子肉所含造血用的微量元素相当丰富，对糖尿病患者有大补功效；山药是有虚弱、疲劳等症状的糖尿病患者恢复体力的最佳食品。本菜品可以很好地补充糖尿病并发血脂异常患者所需营养。

糖尿病并发冠心病

● 糖尿病并发冠心病时往往病情较重，愈后较差，病死率较高，这是因为糖尿病并发冠心病者常有多支冠状动脉粥样硬化，且狭窄程度也较重。另外，由于糖尿病性神经病变，患者的神经末梢受损，痛阈升高，造成即使发生了严重的心肌缺血，疼痛也较轻微的不典型心绞痛症状，从而引起无痛性心肌梗死的高发生率。

发病症状	早期无任何症状，随着病情进一步发展，冠状动脉供血出现不足，就会出现心绞痛、心肌梗死、心力衰竭和心率失常等症状。
急救方法	降低心肌的耗氧量和增加心肌的供血供氧。
预防方法	①注意饮食，控制体重：不要超食，控制胆固醇、脂肪和糖分的摄取量；多吃水果和蔬菜，使饮食均衡；通过适当的饮食和运动来消除多余的脂肪，减轻心脏负担。 ②适当活动：适当运动不仅可以让人更加充满活力，而且可以减轻体重，改善心功能；建议生活中多走动，但运动量一定要适中，过量运动反而会增加心脏负荷。 ③减轻精神压力：寻求各种途径来调解生活上的压力，可以培养爱好或通过运动来解除日常生活中的紧张情绪。 ④控制高血压、高胆固醇和糖尿病：定时检查身体并遵照医生的指示去做。 ⑤戒烟：不吸烟者，千万别开始吸烟；吸烟者，现在就开始戒烟。
饮食建议	①饮食以清淡、易消化为原则。多摄入低碳水化合物、低脂、低盐、高蛋白质、高维生素、高纤维素的食物。 ②宜定时、定量，少食多餐。 ③忌甜食、饱食、烟、酒及刺激性食物。 ④另外，进餐时间要与胰岛素注射时间相配合。
宜吃食物	草莓、橄榄、无花果、猕猴桃、白萝卜、洋葱、冬瓜、空心菜、驴肉、鸽肉、燕麦、玉米、黑米、大豆、豆腐、鲤鱼、金枪鱼、鳕鱼、大蒜、莲子、核桃等。
忌吃食物	香蕉、葡萄、柿子、金橘、桂圆、荔枝、杨梅、甘蔗、油条、方便面、狗肉、鹅肝、猪肝、蛋黄、鱿鱼、浓茶、可乐、芥末等。

对症食疗 香油玉米

●材料 玉米粒300克，青椒、红椒各
　　　 20克

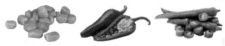

●调料 盐3克，味精2克，香油10克
●做法
①将青椒、红椒去蒂、去籽，洗净，
切成粒状；玉米粒洗净。
②锅上火，加水烧沸，将玉米粒下
入稍焯，捞出，盛入碗内。
③玉米碗内加入青椒粒、红椒粒，
调入香油、盐、味精所有调味料一
起拌匀即可。

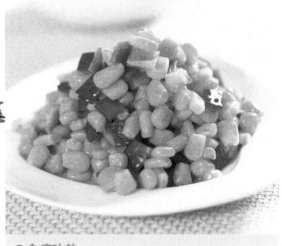

●食疗功效
玉米有宁心活血、调理中气等功效，还能降血脂。此
外，玉米富含维生素，常食可促进肠胃蠕动，加速
有毒物质的排泄。本菜品富含不饱和脂肪酸，对防
治糖尿病并发冠心病有一定作用。

对症食疗 干锅空心菜梗

●材料 空心菜梗300克

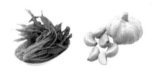

●调料 干辣椒10克，蒜15克，豆豉8
　　　 克，盐、味精、五香粉、植物
　　　 油各适量
●做法
①空心菜梗洗净，切段；蒜洗净，
切丁。干辣椒洗净，切段。
②热锅入油，放入干辣椒段和蒜丁
爆香，放入空心菜梗炒熟。
③加入豆豉、盐、味精和五香粉炒
匀，装入干锅即可。

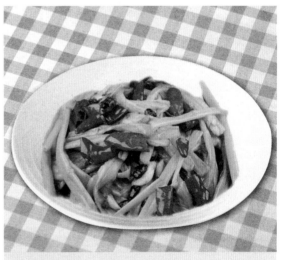

●食疗功效
空心菜中粗纤维的含量较丰富，这种食用纤维是由
纤维素、半纤维素、木质素、胶浆及果胶等组成，
具有促进肠蠕动、通便解毒的作用。本菜品对糖尿
病并发冠心病患者非常有益。

糖尿病并发脑血管病变

●糖尿病人的脑血管病变发生率为非糖尿病人的1倍以上，我国比西方国家多见。这种并发症多与糖尿病病程和血糖控制不良密切相关，病变特点以缺血性为主，多见于脑血栓形成，脑出血者较少见。

发病症状	糖尿病脑梗死多发生于45岁以上的患者，随年龄增长，因血糖、高血压控制不佳而增加。部分脑梗死患者无症状，只有通过脑CT核磁共振或尸检中才能发现。反复发作后梗死面积大者可出现以下综合征： ①运动障碍：对侧面肢体轻瘫，感觉障碍或视野缺损，病灶多在对侧内囊或脑桥。 ②手笨拙综合征：表现为中枢性面轻瘫和舌瘫，伴有语音不清、吞咽呛咳、手脚的精细动作不灵活，病灶多在脑桥基底部。 ③感觉障碍：感觉异常、减退、消失，病灶多在对侧丘脑。 ④共济失调：头晕、肢体无力、行动不稳，病灶多在对侧放射冠、内囊、脑桥基底部。
急救方法	①对轻型病人可让其平卧，头抬高30°左右，将病人尽可能在1~2小时内送至附近的市级医院。 ②重症病人最好拨叫120急救车，在等车时如病人已出现意识障碍、呕吐等症状，可将头侧向一边，以免呕吐物误吸入肺。
预防方法	保持心情愉悦，适当做一些有氧运动，运动后要适当饮水。
饮食建议	进食宜缓慢，七成饱即可，多吃蔬菜、少吃动物肝脏，提倡高蛋白饮食。
宜吃食物	猕猴桃、苹果、青椒、洋葱、空心菜、芹菜、菠菜、芦笋、荞麦、燕麦、大豆、猪瘦肉、乌鸡、带鱼、鲫鱼、鳕鱼、鳗鱼、牡蛎、木耳、银耳、葛根、玉米油、橄榄油、大蒜、花生等。
忌吃食物	山竹、柿子、荔枝、桂圆、韭菜、糯米、薯片、油条、肥肉、动物内脏、腊肠、奶油、鲍鱼、河虾、酒、可乐、浓茶、胡椒等。

对症食疗　木瓜银耳羹

●**材料** 大米40克，木瓜1个，银耳30克，枸杞子5克

●**调料** 冰糖5克

●**做法**

①大米淘洗干净；木瓜洗净，去皮，去瓤，切丁；银耳洗净泡发，撕小朵；枸杞子洗净。

②锅中加水，放入大米，煮至米粒开花；放入木瓜、银耳、枸杞子煮至成粥。

③放入冰糖煮至溶化即可。

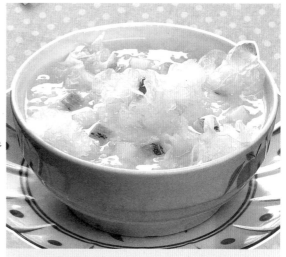

●**食疗功效**

木瓜含番木瓜碱、木瓜蛋白酶、胡萝卜素等，可以降低血糖、血脂；银耳是一种含膳食纤维的食品，利于降糖。本菜品有利于糖尿病并发脑血管病变患者缓解症状。

对症食疗　香芹炒鳗鱼干

●**材料** 鳗鱼干、香芹各300克，红椒20克

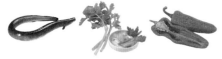

●**调料** 老抽5克，盐3克，鸡精1克，植物油适量

●**做法**

①将鳗鱼干泡发洗净，切段；红椒洗净，切丝；香芹洗净，去叶切段。

②锅倒油烧热，倒入鳗鱼干稍微过下热油，放入香芹段、红椒丝翻炒。

③加入老抽、盐、鸡精，炒至熟后出锅即可。

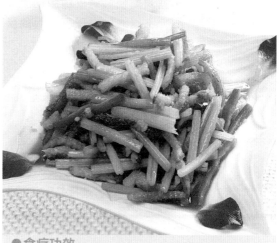

●**食疗功效**

芹菜含有大量的粗纤维，可刺激胃肠蠕动，利于降糖；鳗鱼有补虚损、解毒消炎的功效。本菜品可以有效防治糖尿病并发脑血管病变。

糖尿病并发腹泻

●糖尿病并发的腹泻是一种顽固性的腹泻，引发的原因为胰岛素分泌减少、小肠里面的细菌过度生长、内脏神经发生变性、肠道血管内膜的病变导致供血不足等。

发病症状	其主要的临床症状是腹泻，一天可达10余次，水样便，又或者是便秘、腹泻交替，伴有胃排空迟缓、口渴、尿少、腹胀、低血压、脱水征（表现为明显的皮肤弹性下降、眼窝凹陷、婴儿囟门凹陷等）、周围神经炎、大便常有脂肪球等症状。腹泻多数是间歇性的，少数是连续性的，多在白昼腹泻，少数患者在夜间腹泻。
急救方法	①腹泻很多见，有些病人能够自然痊愈，有些服用黄连素或诺氟沙星后也能痊愈。 ②但如果出现以下情况必须及时就医：腹泻持续6小时未愈，或间断腹泻伴有发热多日未好转；增加胰岛素用量后血糖依然大于13毫摩尔/升；口服降糖药，餐前血糖大于13毫摩尔/升，并超过24小时。
预防方法	①监测血糖：对于糖尿病患者来说，在平时就必须注意血糖的平衡，不过假如出现了腹泻的情况，它会导致病人血糖调节更加失衡，务必密切观察血糖变化，可每3~4个小时测一次。如果有条件，可每隔数小时测一次尿酮体。 ②继续降糖：对于糖尿病患者而言，降糖是十分重要的部分，千万不能因为好了或者是得到控制了，就停用平时的降糖药或胰岛素，必要时还需调整剂量。
饮食建议	①糖尿病并发腹泻患者务必密切观察血糖变化，并且继续服用降糖药和胰岛素，可采用"少量多次"的方法进食，每日4~6餐，选择软食或半流食，选择易消化、无刺激性的食物。 ②补充足够的水分、蛋白质、维生素以及微量元素，同时要注意控制脂肪的摄入，多油食品、油炸和油煎的食品应尽量不吃。
宜吃食物	大米、薏米、扁豆、豇豆、面条、苹果、无花果、石榴、山楂、冬瓜、黄瓜、木瓜、苋菜、油菜、山药、牛肉、鸡肉、羊骨、鸡蛋、鲈鱼、鲫鱼、莲子、生姜、党参、芡实、人参等。
忌吃食物	可乐、烟、酒、巧克力、西瓜等。

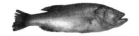 姜丝蒸鲈鱼

●材料 鲈鱼350克

●调料 盐、辣椒面各3克，料酒、酱油各10克，葱丝、姜丝、红椒丝、香菜段、植物油各适量

●做法

①鲈鱼去鳞、去鳃、去内脏，洗净，打上花刀，加盐、辣椒面、料酒、酱油腌渍。

②盘底刷一层油，放入鲈鱼，将葱丝、姜丝、红椒丝置鲈鱼上，入锅蒸熟后取出。

③撒上香菜段，再淋上酱油即可。

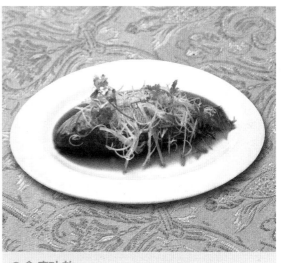

●食疗功效

鲈鱼血中有较多的铜元素，能维持糖尿病患者的正常机能；姜有杀菌作用，能杀死引起腹痛、吐泻的细菌。本菜品能有效缓解糖尿病并发细菌性感染的不适。

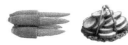 扁豆炒黄瓜

●材料 玉米、黄瓜各200克，红椒、虾仁、扁豆各50克

●调料 盐3克，鸡精2克，酱油、水淀粉、植物油各适量

●做法

①玉米洗净，切节后再对切；红椒、黄瓜分别洗净切片；扁豆去筋，洗净切片，焯断生；虾仁洗净。

②锅入水烧开，放入玉米煮熟后，捞出沥干，摆在盘的四周。

③锅下油烧热，放入虾仁略炒，再放入黄瓜、红椒、扁豆翻炒片刻，加盐、鸡精、酱油炒至入味，待熟用水淀粉勾芡，装盘即可。

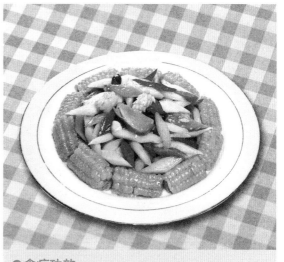

●食疗功效

扁豆是高钾低钠食物，具有除湿止泻的功效；黄瓜的主要成分为葫芦素，有降血糖的作用。因而本菜品可以很好地缓解糖尿病并发腹泻症状。

糖尿病并发失眠

●糖尿病极易引起失眠，在临床上非常多见，这是因为糖尿病患者自身的病理生理变化所致。此外，由于慢性高血糖易导致脑动脉硬化、脑组织供血不足、神经纤维损伤、糖化血红蛋白等症，这些病症都是引起失眠的重要原因。其主要的临床表现为入睡困难以及半夜醒来后难以入眠。

发病症状	焦虑、抑郁、神经衰弱、心悸、多汗、苦闷、脉快、坐立不安。
急救方法	①治疗应调理脾胃功能，使脾胃健运有常，升降有序，气血津液生化正常，使人体各脏腑、器官（包括心神）均得到滋养，阴阳平衡，阳入于阴则眠。 ②可采用调理脾胃针法加清心安神之穴治疗失眠。具体取穴：中脘、曲池、合谷、足三里、阴陵泉、血海、丰隆、三阴交、太冲、风池、内关、大陵、神门。诸穴合用，可使脾胃功能恢复，使人体脏腑、器官均得到脾胃之滋养，阴阳平衡，恢复正常的睡眠质量。 ③减轻心理负担、放松心情。糖尿病目前仍属于不可治愈的疾病，难免有些病友出现悲观、焦虑的情绪，进而出现睡眠障碍，所以在针灸治疗的同时，应特别注意对病友进行必要的心理治疗，关心和体贴病友，通过交谈的方式建立良好的医患关系，耐心疏导其不良的心理情绪。
预防方法	每天保持1小时的运动，合理安排膳食。
饮食建议	①糖尿病并发失眠患者可进行适量的运动，并制定合适的作息时间表，再使用冷气机、暖气机、空气湿化器等创造一个适宜的睡眠环境。 ②在饮食上应注意控制热量的摄入，均衡饮食，合理分配三餐，忌吃刺激性的食物，可适当食用一些有助于改善睡眠的食物，如木耳、银耳等。 ③睡前最好不要喝水，以减少起床的频率。
宜吃食物	大米、小米、燕麦、薏米、豆浆、苹果、火龙果、菠萝、桑葚、木瓜、山药、莲藕、西红柿、胡萝卜、莴笋、茄子、蛋清、脱脂牛奶、鲤鱼、香菇、银耳、木耳、黄连、地黄、人参、灵芝、枸杞子、杏仁、酸枣仁、莲子等。
忌吃食物	糯米、薯片、蚕豆、荔枝、山竹、柿子、韭菜、甜菜、酸菜、酒、可乐、浓茶、胡椒、葱、辣椒油、辣酱、冰激凌、白瓜子等。

对症食疗 大米酒曲粥

● 材料　大米100克，酒曲适量

● 调料　白糖5克

● 做法

① 大米洗净，泡发后，捞出沥水备用；酒曲洗净。

② 锅置火上，倒入清水，放入大米，以大火煮至米粒开花。

③ 加入酒曲同煮片刻，再以小火煮至浓稠状，调入白糖拌匀即可。

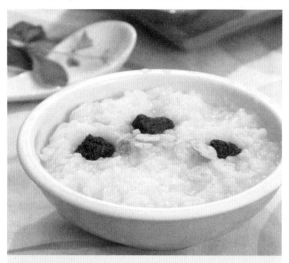

● 食疗功效

大米有健脾和胃、补中益气、除烦止渴的功效；酒曲味道鲜美，有助安眠。本菜品可以用于缓解糖尿病并发失眠。

对症食疗 白菜鲤鱼猪肉汤

● 材料　白菜叶200克，鲤鱼175克，猪肉适量

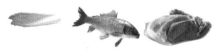

● 调料　猪骨汤适量，盐3克，葱花、姜片各3克，花椒4粒

● 做法

① 将白菜叶洗净切块；鲤鱼去鳞、去鳃、去内脏，洗净切片；猪肉洗净切片备用。

② 净锅上火，倒入猪骨汤，调入盐、姜片、花椒，下入鲤鱼、猪肉烧开，打去浮沫，再下入白菜叶，小火煲至熟，撒上葱花即可。

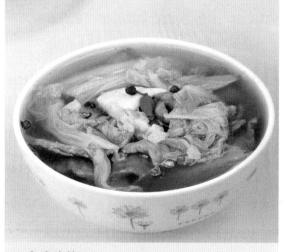

● 食疗功效

白菜具有通利肠胃、清热解毒的功效；鲤鱼有益气健脾之功效，食欲低下、工作太累和情绪低落的人都适合食用。因而本品利于糖尿病并发失眠患者食用。

糖尿病并发皮肤病

● 皮肤瘙痒是糖尿病初发时的病征，也是糖尿病的一个并发症。糖尿病患者出现皮肤瘙痒，是因为其体内过高的糖分及其他成分排泄出来刺激皮肤，或者因为皮肤的含糖量和乳酸增高，使皮肤长期处于慢性脱水的状态，从而使皮肤过度干燥而发生瘙痒。

发病症状	①化脓性感染：主要为金黄色葡萄球菌、链球菌等感染毛囊引起的疖、痈，此病会此起彼伏反复发作，如果一味地治疗皮肤病，忽视血糖的控制，极易发展为败血症而危及生命。 ②真菌感染：有毛癣菌所致的足癣、手癣、股癣、甲癣；有念珠球菌所致的口炎、阴道炎、巴氏腺炎，同样也是难以根治。 ③皮肤瘙痒症：包括全身性瘙痒和局限性瘙痒，其中女性外阴瘙痒比较多见，会因皮肤瘙痒而不断搔抓造成皮肤布满抓痕、血痂。 ④胫前色素斑：病程超过5年的患者，小腿前侧可有圆形或椭圆形萎缩性淡棕色斑，系毛细血管破裂、含铁血红蛋白沉积而致，男性多于女性。 ⑤糖尿病性水疱病：见于久病且血糖控制不佳的患者，特征是肢体末端表皮有大小不等的透明水疱，内含清亮浆液，酷似烫伤水疱，会自行消失，但若受到摩擦则可能继发感染。
急救方法	对症止痒，积极控制血糖。
预防方法	注意皮肤清洁，皮肤瘙痒时不要使劲抓挠，清淡饮食。
饮食建议	①糖尿病并发皮肤瘙痒患者应多吃新鲜的蔬菜及高纤维的食品，这些食物有助于消除便秘、缓解瘙痒。 ②同时应忌吃辛辣刺激性的食品，少吃腌制品、巧克力等。 ③有些人食用鱼、虾、蟹等会出现皮肤剧烈的瘙痒，也应忌食。
宜吃食物	燕麦、糙米、黑米、玉米、黑豆、绿豆、豌豆、苹果、橙子、菠萝、柚子、核桃、大白菜、油菜、菠菜、马齿苋、芹菜、青椒、白萝卜、胡萝卜、黄瓜、冬瓜、西红柿、猪血、猪大肠、脱脂牛奶、木耳、银耳、海带、香菇、黄芪、绿茶、桂枝、生姜等。
忌吃食物	糯米、奶油蛋糕、巧克力、荔枝、桂圆、榴莲、黑枣、香椿、甜瓜、羊肉、狗肉、肥肉、螃蟹、虾、胖头鱼、蚌、酒、浓茶、胡椒、咸菜、酱菜、芥末等。

对症食疗 玉米胡萝卜煲

●**材料** 玉米棒1个，胡萝卜75克，菠菜50克

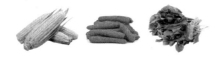

●**调料** 精盐少许，葱末、姜末各3克，高汤适量

●**做法**

①将玉米棒洗净斩块；胡萝卜去皮洗净，切成小块；菠菜择洗净，切段焯烫备用。

②净锅上火倒入高汤，调入精盐、葱、姜，下入玉米棒、胡萝卜、菠菜煲至熟即可。

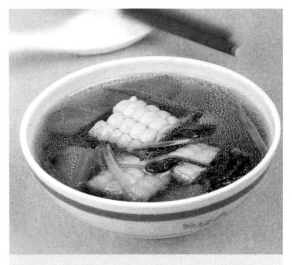

●**食疗功效**

玉米能促进新陈代新、延缓衰老；胡萝卜能健脾、化滞，可辅助治疗消化不良、眼疾、皮肤衰老，还可降血糖。本菜品可以缓解糖尿病并发皮肤病。

对症食疗 素菜粥

●**材料** 菠菜150克，大米80克

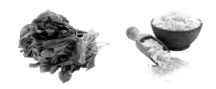

●**调料** 盐3克，鸡精、香油各适量

●**做法**

①菠菜洗净，切丝；大米洗净后，用凉水浸泡半小时。

②锅置火上，倒入泡好的大米，用旺火煮至粥稀薄。

③改成小火再熬15分钟，加盐、香油、菠菜丝稍煮，加鸡精调味即可。

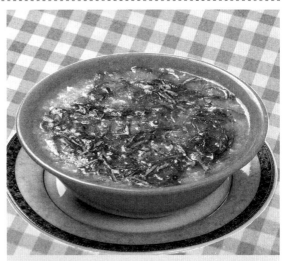

●**食疗功效**

菠菜可以调理肠胃、治疗便秘、降血脂、降血糖；大米可以美容皮肤。本菜品利于糖尿病并发皮肤病患者美容养颜。

糖尿病并发眼部疾病

● 糖尿病可并发各种眼部疾病，如角膜异常、视神经病变等。据统计显示，99%的Ⅰ型糖尿病和60%的Ⅱ型糖尿病，病程大于等于20年的患者，几乎都有不同程度的视网膜病变。其主要的临床表现为视力的改变，而改变的程度与视网膜病变的程度和部位有关。

发病症状	①近视：表现为没有近视的人发生近视或已近视的人眼镜度数不断发生变化，在更换眼镜的同时，应想到有无糖尿病的可能。 ②眼睑下垂：突然出现一侧眼睑下垂（上眼皮下垂，睁不开眼），老年患者起病较急，多为一侧发病，伴有面部疼痛，同时眼球运动受限，出现视物成双影，要及时找医生作出正确的诊治。 ③白内障：表现为视力逐渐下降。 ④麻痹性斜视：一般都是突然起病，表现为看东西成双影，眼球运动受限；外观上看眼球向外或向内偏斜，病人会感到头晕、走路不稳，严重者出现恶心、呕吐，应及时查找原因进行积极的治疗。 中老年人和糖尿病患者一旦发生这些情况，要及时去医院检查，以预防糖尿病并发眼病的发生。
急救方法	手术治疗，切除已成熟的晶状体。
预防方法	合理饮食，并积极控制血糖。
饮食建议	糖尿病并发眼病患者的饮食首先要遵循糖尿病患者的饮食原则，控制热量的摄入，供应充足的蛋白质，根据自身的具体情况限制碳水化合物的摄入量，多食富含维生素的新鲜蔬菜，特别是富含维生素A的胡萝卜、菠菜等，忌吃辛辣的食物，忌饮浓茶、酒等。
宜吃食物	荞麦、玉米、大豆、黑豆、豆浆、苹果、猕猴桃、草莓、柚子、柠檬、山楂、胡萝卜、南瓜、西红柿、大白菜、生菜、黄花菜、包菜、荠菜、豌豆苗、白萝卜、鸽肉、脱脂牛奶、精瘦肉、牡蛎、青鱼、沙丁鱼、鳝鱼、鳕鱼、木耳、银耳、松茸、大豆油、花生油、玉米油、香油、醋、芡实、茯苓、枸杞子、菊花等。
忌吃食物	油条、烧烤食物、桂圆、黑枣、甜瓜、杨桃、香椿、蒜苗、动物内脏、肥肉、胡椒、干辣椒、芥末、葵花子、浓茶、酒等。

对症食疗 冬菜蒸鳕鱼

● **材料** 冬菜50克，鳕鱼100克

● **调料** 葱、红椒、蚝油、酱油、盐、姜丝、植物油各适量

● **做法**

① 鳕鱼洗净，切成厚片，用盐、酱油腌渍15分钟；葱洗净，切碎；红椒洗净，切丝；冬菜洗净切好。

② 鳕鱼放在碗中，上面放上冬菜、姜丝，入锅中隔水蒸熟。

③ 油锅烧热，下红椒爆香，加盐、蚝油、酱油调味，翻炒均匀，淋在鳕鱼上，撒上葱花即可。

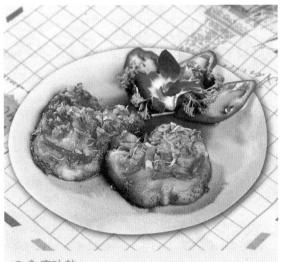

● **食疗功效**

鳕鱼含有不饱和脂肪酸和钙、磷、铁、B族维生素等，可以保护视力；冬菜富含各类维生素，可以提高视力。本菜品对糖尿病并发眼部疾病有很大益处。

对症食疗 荷兰豆炒木耳

● **材料** 荷兰豆400克，水发木耳200克

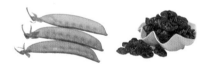

● **调料** 盐、鸡精、红椒、油各适量

● **做法**

① 荷兰豆择好洗净，焯水；水发木耳洗净，撕成小块；红椒洗净切段。

② 锅中倒油烧热，下入荷兰豆翻炒，加入木耳和红椒一起炒熟。

③ 加盐和鸡精调好味后出锅，木耳和红椒倒在盘中央，荷兰豆围在周围即可。

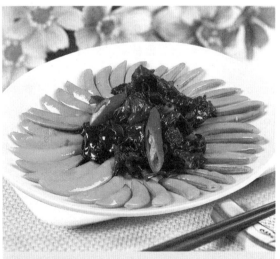

● **食疗功效**

荷兰豆中含有丰富的维生素A，可以有效保护视力健康；黑木耳营养丰富，含有人体所必需的营养成分，可以促进视力发育。本菜品利于糖尿病并发眼部疾病患者食用。

糖尿病并发脂肪肝

● 成年型糖尿病性脂肪肝多与肥胖型糖尿病有关，且约有50%的糖尿病患者易并发脂肪肝。这类人群可通过限制脂肪和糖类的摄入及补充适当的优质蛋白质来消耗脂肪肝细胞内的脂肪，从而起到保护肝细胞、促进肝细胞修复和再生的作用。

发病症状	上腹不适、厌食、腹胀、呕吐，甚至肝脏肿大等症状。
急救方法	适量使用维丙胺、肌醇等治疗脂肪肝的药物，必要时注射胰岛素稳定血糖。
预防方法	①脂肪肝患者仅有轻度的疲乏、食欲不振、腹胀、嗳气、肝区胀满等感觉，如果患者自身以及医师又对糖尿病并发脂肪肝的重视不够，就很容易被漏诊。因而，糖友们首先要有预防脂肪肝的意识，建议定期做脂肪肝方面的检查，及早发现疾病。 ②糖友们要积极治疗糖尿病，控制血糖和进行基础治疗，还要重视药物治疗脂肪肝，脂肪肝患者除坚持基础治疗、控制饮食外，可按医嘱选择适当的保肝、降酶药物。
饮食建议	①糖尿病并发脂肪肝患者饮食的总原则为：严格戒酒；多摄入高蛋白、低糖类、低脂肪的饮食；多摄入富含维生素、矿物质及膳食纤维的饮食。 ②应养成有规律的饮食习惯，做到定时、定量、细嚼慢咽，做到粗细粮搭配。 ③忌过量摄食、暴饮暴食、随意摄取零食以及过分追求高营养和调味浓的食物；晚饭应少吃，临睡前切忌加餐，以免导致体内脂肪过度蓄积，加重肝脏的负担。 ④宜充分合理饮水，平均每3小时应摄入300～500克水。
宜吃食物	莜麦、玉米、大豆、猕猴桃、橘子、苹果、酪梨、花菜、南瓜、黄瓜、白萝卜、芹菜、黄豆芽、仙人掌、精瘦肉、脱脂牛奶、蛋清、鲫鱼、鳗鱼、鳝鱼、泥鳅、大蒜、生姜、菜籽油、茶油、橄榄油、茯苓、地骨皮、枸杞子等。
忌吃食物	油条、方便面、葡萄、香蕉、甘蔗、红枣、黑枣、杨梅、桂圆、柿子、甜瓜、金橘、甜菜、酸菜、腊肉、动物内脏、肥肉、鸡皮、蛋黄、鱼子、蟹黄、胡椒、肉汤、鸡汤、烈酒、浓茶、可乐等。

对症食疗 牛奶煨白菜

●**材料** 牛奶100克，白菜150克，枸杞子10克

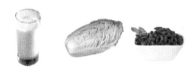

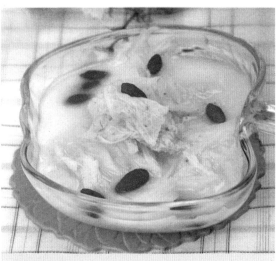

●**调料** 盐少许，味精5克，高汤适量
●**做法**
①将白菜洗净，切块；枸杞子洗净，备用。
②锅上火，倒入高汤，调入盐、味精，放入牛奶、白菜、枸杞子煲至熟即可。

●**食疗功效**
牛奶中存在多种免疫球蛋白，能增加人体免疫力和抗病能力；大白菜富含的粗纤维可助消化，促排便，降低血糖。本菜品利于糖尿病患者食用，可缓解并发脂肪肝病症。

对症食疗 素拌绿豆芽

●**材料** 绿豆芽250克，青椒、红椒各20克

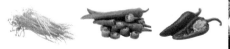

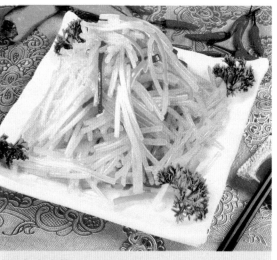

●**调料** 盐3克，鸡精1克，植物油适量
●**做法**
①绿豆芽洗净，入沸水锅中焯水至熟，捞起沥干，装盘待用。
②青椒和红椒均洗净，切丝。
③锅加油烧热，放入青椒丝和红椒丝爆香，倒在绿豆芽中，加盐和鸡精搅拌均匀即可。

●**食疗功效**
绿豆芽中含有丰富的维生素C、核黄素、纤维素。绿豆芽有清除血管壁中胆固醇和脂肪堆积的作用，因而本品适合糖尿病并发脂肪肝患者食用。

糖尿病并发肾病

●糖尿病并发肾病是糖尿病最严重的慢性并发症之一，也是糖尿病患者的主要死亡原因之一。据报道，Ⅰ型糖尿病患者中有50%死于慢性肾功能衰竭，而Ⅱ型糖尿病也有5%～10%死于肾功能衰竭。

发病症状	①贫血：有明显氮质血症的糖尿病肾病患者，可有轻度至中度的贫血症状，用铁剂治疗无效。贫血为红细胞生成障碍所致，可能与糖尿病肾病患者长期限制蛋白饮食、发生氮质血症有关。 ②蛋白尿：蛋白尿是糖尿病肾病的第一个标志性症状。糖尿病肾病早期，尿中仅有微量白蛋白症状出现，为选择性蛋白尿，这种状态可持续多年。随糖尿病肾病的病情进展，患者开始出现持续性蛋白尿症状，肾小球的滤过率逐渐下降，肾脏病变严重程度也将进一步加重。此时，糖尿病肾病患者出现大量蛋白尿、肾小球滤过率低于正常时，患者的肾脏恶化进展将难以控制，很快会发展成为糖尿病肾功能衰竭。 ③水肿和肾病综合征：早期糖尿病肾病患者一般没有浮肿；当糖尿病肾病患者的24小时尿蛋白定量超过3克时，浮肿就会出现。一旦患者出现明显的全身浮肿，则糖尿病肾病的病情呈持续进展状态。糖尿病肾病患者出现身体水肿症状者超过患病人群一半以上，这可能是由于糖尿病肾病患者尿中丢失大量蛋白而引起低蛋白血症所致。糖尿病肾病患者病程越长，引起水肿的糖尿病肾病并发症出现越多，其中20%左右的糖尿病患者会有肾病综合征出现。
急救方法	积极治疗糖尿病，稳定血糖、血压；晚期患者要及时透析治疗或进行肾移植。
预防方法	定期进行24小时尿微量白蛋白检查。
饮食建议	饮食上注意保证优质蛋白质的供给。
宜吃食物	樱桃、无花果、柚子、柠檬、薏米、荞麦、小米、蛋清、鲫鱼、黑鱼、香菇、黄芪、枸杞子、山药、核桃、玉米油、大蒜等。
忌吃食物	金橘、黑枣、香蕉、莲藕、面包、油条、土豆、腊肉、猪肝、浓茶、芥末、蜂蜜、酱菜、巧克力、果脯等。

对症食疗 鲫鱼蒸水蛋

●**材料** 鲫鱼2条，鸡蛋4个，红椒少许

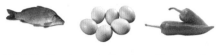

●**调料** 盐3克，味精2克，料酒、香油、葱、香菜各少许

●**做法**

① 葱洗净切花；红椒洗净切小丁；香菜择洗干净；鲫鱼去鳞、去鳃、去内脏，洗净，用料酒、盐、味精腌渍30分钟。

② 鸡蛋磕入碗中，加适量清水、盐搅拌均匀，放入蒸屉，蒸至六成熟时取出。

③ 再放上鲫鱼，撒上红椒，蒸熟后取出，撒上香菜、葱花，淋上香油即可。

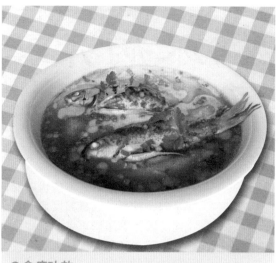

●**食疗功效**

鲫鱼的氨基酸含量很高，可以降低胆固醇和血液黏稠度；鸡蛋有清热、解毒、消炎、保护黏膜的作用，因而本菜品是糖尿病并发肾病病人的良好补品。

对症食疗 桂花山药

●**材料** 桂花酱50克，山药250克

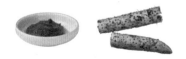

●**调料** 白糖5克

●**做法**

① 山药去皮，洗净，切片，入开水锅中焯水，捞出沥干。

② 锅上火，放清水，下白糖、桂花酱烧开至成浓稠状味汁。

③ 将味汁浇在山药片上即可。

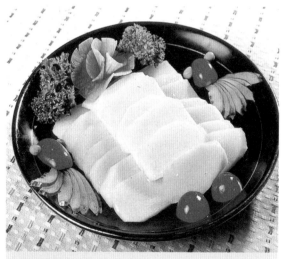

●**食疗功效**

经常食用山药能提高免疫力、预防高血压、降低胆固醇、利尿、润滑关节；桂花酱中含有较多的钾元素，常食能改善肾病。本菜品适合糖尿病并发肾病患者食用。

糖尿病并发痛风

●痛风和糖尿病都是由于体内代谢异常引起的疾病，据不完全统计，糖尿病患者中有0.1%～9%的人伴有痛风。糖尿病并发痛风患者不仅有糖尿病的临床表现外，还伴有痛风的临床表现，如关节肿痛、发红等。

发病症状	痛风与糖尿病都是体内代谢异常所引起的疾病，两者有共同的发病基础，营养过剩是其发病因素之一，发病基础均由于胰岛素抵抗引起。因为糖尿病患者调节血糖的胰岛素缺乏，导致体内持续处于高血糖状态，影响其他物质的代谢，致使脂肪、蛋白质、水和电解质代谢发生紊乱。 症状有：关节出现明显的红肿、热痛，常于夜间发作，因关节剧痛而醒，关节局部因疼痛不能触摸，甚至不能盖床单，活动受限。
急救方法	运用药物缓解疼痛症状。秋水仙碱是治疗痛风性关节炎急性发作的特效药，能迅速缓解关节肿痛等自觉症状。
预防方法	①以素食为主。 ②多饮水，每日2000～3000克，以利尿酸排出。 ③忌酒，因饮酒可使血尿酸增高，诱发痛风。 ④防止疲劳和受凉。
饮食建议	①糖尿病并发痛风患者首先要长期控制嘌呤的摄入，忌食嘌呤高的食物，如动物的肝与肾、大比目鱼、牡蛎、小虾等。 ②要控制热量的摄入，降低体重；控制蛋白质的摄入，并且宜以植物蛋白为主；蔬菜富含维生素C，能促进组织内尿酸盐的溶解，水果因富含易吸收的单糖，所以应适量选用。 ③要多饮水，以保证尿量，促进尿酸的排出；同时，糖尿病并发痛风患者禁用强烈香料以及酒、辛辣调味品等。
宜吃食物	玉米、馒头、西瓜、苹果、柑橘、木瓜、南瓜、冬瓜、丝瓜、大白菜、胡萝卜、芹菜、茄子、包菜、魔芋、红豆、瘦肉、鸡蛋、脱脂牛奶、海蜇皮、橄榄油、菜籽油、枸杞子、陈皮、川贝母等。
忌吃食物	扁豆、葡萄、柿子、杨梅、桂圆、红枣、黑枣、甘蔗、甜瓜、豌豆苗、动物内脏、火腿、香肠、骨髓、鹅肉、沙丁鱼、凤尾鱼、鱿鱼、墨鱼、胡椒、咸菜、酱菜、咖喱、酒等。

对症食疗 蒜香炒茄子

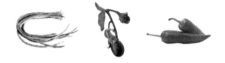

●材料 豇豆200克，茄子200克，红椒50克，蒜蓉15克

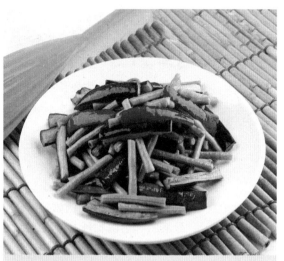

●调料 盐3克，鸡精2克，醋、植物油各适量

●做法

①豇豆去掉老筋洗净，切段，焯水；茄子去蒂洗净，切条；红椒去蒂洗净，切片。

②热锅下油，下入蒜蓉炒香，放入茄子、豇豆一起炒至五成熟时，放入红椒，加盐、鸡精、醋调味，待熟，装盘即可。

●食疗功效

茄子富含的维生素E可抗衰老，茄子还含有较大量的钾，可预防痛风；大蒜含有有效成分，能够降低血脂。本品利于糖尿病并发痛风患者食用。

对症食疗 凉拌山芹菜

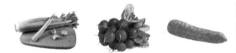

●材料 山芹菜350克，心里美萝卜、胡萝卜各适量

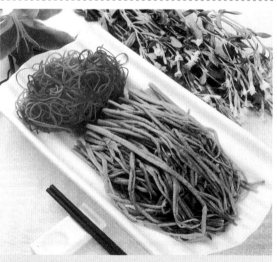

●调料 盐3克，鸡精2克，香油适量

●做法

①将山芹菜洗净，入沸水中焯水至熟，沥干水分，整齐码在盘中。

②心里美萝卜、胡萝卜均洗净，去皮，切成细丝，焯水至八成熟，摆在装有山芹菜的盘中。

③将盐、鸡精和香油调成味汁，淋在山芹菜、心里美萝卜和胡萝卜上即可。

●食疗功效

芹菜中含有酸性的降压成分，可起到降血压、降血糖、降血脂的作用。本菜品可以有效缓解糖尿病并发痛风症状。

糖尿病并发便秘

●便秘因病因不同可分为痉挛性、梗阻性、无力性三种，其中无力性便秘是因腹壁及肠道肌肉收缩无力造成的，最常见于老年人。尤其是糖尿病患者，由于高血糖导致肠道神经功能紊乱更加容易引起排便困难。

发病症状	高浓度的血糖，对植物神经有损害作用，致胃肠蠕动无力，大便不易排出。另外，患糖尿病时，由于代谢紊乱，蛋白质呈负平衡，以致腹肌和会阴肌张力不足，排便无力。
急救方法	功能性低聚糖是目前国际上比较流行的治疗糖尿病便秘的手段，近年来我国也开始开发利用。功能性低聚糖属于益生元，目前应用比较广泛的有异麦芽低聚糖、果糖、木糖等。它是肠道有益菌的生长因子，到达肠道后，能快速增殖肠道内的有益菌，让肠道菌群结构恢复平衡，从而达到润肠通便的作用。
预防方法	①多饮水，多食纤维素丰富的蔬菜，适当吃一些瓜果及产气食物，促进肠蠕动，利于通便。 ②可以揉腹、每日做收腹提肛运动，提高排便能力。腹部按摩（尤其对有关穴位按摩）有助于胃肠道蠕动，促进消化与排泄。 ③进行体育锻炼，便秘者应重点加强腹肌力量的锻炼，如收腹抬腿、仰卧起坐等。
饮食建议	①糖尿病并发便秘患者饮食要注意增加膳食纤维的摄入，多饮水，晨起空腹饮一杯淡盐水，对防治便秘会非常有效。 ②多吃些富含维生素B_1的食物以保护胃肠神经和促进肠蠕动。 ③适当食用莴笋、萝卜、豆类等产气食物，刺激肠道蠕动，以利于排便。
宜吃食物	荞麦、燕麦、大豆、红豆、菠萝、草莓、酪梨、猕猴桃、苹果、空心菜、菠菜、芥蓝、石花菜、莴笋、紫甘蓝、白萝卜、仙人掌、黄豆芽、魔芋、瘦肉、无糖酸奶、香菇、口蘑、裙带菜、花粉、莲子、黑芝麻、知母、玉竹等。
忌吃食物	糯米、石榴、番石榴、柿子、榴莲、韭菜、红枣、松花蛋、豆腐干、蛋黄、干辣椒、咖喱、芥末、芡实、茯苓、浓茶、酒等。

对症食疗 黄豆芽排骨煲

● 材料 黄豆芽200克，排骨120克，西红柿2个

● 调料 盐少许，红椒粒5克
● 做法
① 将西红柿洗净，切块；黄豆芽洗净；排骨洗净，斩块焯水备用。
② 煲锅上火倒入水，调入盐，下入排骨、黄豆芽、西红柿煲至熟，撒入红椒粒即可。

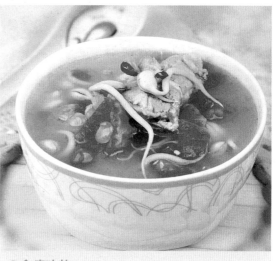

● 食疗功效
黄豆芽含有大量纤维素，能帮助肠胃蠕动，缓解便秘；排骨可以养肾补肾、补血养血、补气滋阴。本菜品利于缓解糖尿病并发便秘症状。

对症食疗 竹笋炒肉丝

● 材料 竹笋300克，猪瘦肉200克，红辣椒适量

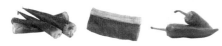

● 调料 盐、香油、高汤、蚝油、植物油各适量
● 做法
① 将红辣椒去蒂洗净，切丝；竹笋洗净，切段；猪瘦肉洗净，切丝。
② 锅中倒油烧热，爆香红辣椒，放入肉丝及笋丝拌炒，加高汤、蚝油、盐，以小火炒至入味，淋上香油即可盛盘。

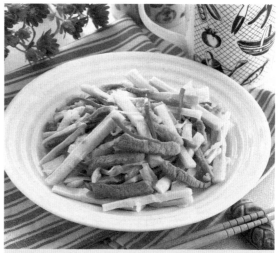

● 食疗功效
竹笋含有丰富的植物纤维，可以促进肠胃蠕动，减小肠内压力；猪肉有滋养脏腑、补中益气、滋阴养胃之功效。本菜品适合糖尿病并发便秘患者食用。

糖尿病并发骨质疏松

● 糖尿病患者并发骨质疏松症时，常伴有腰背、髋部疼痛或持续性肌肉钝痛，严重者在稍遇外力时就会发生骨折，一旦骨折便可能带来一系列并发症，给患者日常生活带来极大的不便，甚至会危及生命。因此，及时治疗骨质疏松症非常必要。

发病症状	全身骨骼疼痛，多发生在持重的部位，如脊柱、骨盆等，疼痛的性质为慢性持续钝痛。骨骼畸形表现为身高降低，出现O形腿或X形腿、驼背及鸡胸等。
急救方法	口服降糖药或胰岛素，同时补充钙剂。
预防方法	①运动不仅能减少骨量的丢失，还可增加肌肉的力量，从而增加糖尿病病友的体格，防治骨质疏松。 ②即使因糖尿病并发骨质疏松引起剧烈的骨质疼痛需暂时卧床，患者也应在床上尽可能地进行四肢和腹背肌的主动和被动运动。
饮食建议	①糖尿病常规饮食食谱中的钙、镁、锌含量明显不足，因此，对于糖尿病患者来说，除很好地控制糖尿病外，增加摄入尤其是摄入含钙丰富的食物，是预防、延缓和治疗骨质疏松症的关键。 ②药用钙片的含钙量及服后肠吸收率均低，如按照成年人每日需要1000毫克钙计算，任何患者都无法摄入如此大剂量的钙制剂，所以从饮食中补充钙显得尤为重要，可通过补充富含钙的食物或钙剂以达到这一摄取量，牛奶和其他奶制品，富含钙质的蔬菜、豆类等宜日常食用。 ③不过，有些蔬菜虽富含钙，但也含有草酸，会在一定程度上阻止钙的吸收，应避免食用。
宜吃食物	燕麦、玉米、豇豆、豆腐、西瓜、柠檬、柚子、桑葚、大白菜、包菜、白萝卜、胡萝卜、南瓜、西红柿、苋菜、油菜、芹菜、红薯、三文鱼、带鱼、牡蛎、虾皮、香菇、口蘑、鸡腿菇、银耳、海带、裙带菜、芡实、红茶、珍珠粉、白瓜子、黑芝麻、板栗、麦芽、杏仁等。
忌吃食物	油饼、油条、奶油蛋糕、荔枝、桂圆、山楂、竹笋、酸菜、螃蟹、酒、酱菜、咸菜、胡椒、干辣椒、芥末等。

对症食疗 西芹苦瓜

●材料 苦瓜、西芹各150克，红椒50克

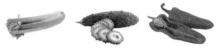

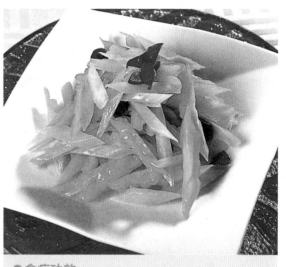

●调料 盐、味精、植物油各适量
●做法
①苦瓜洗净，去瓤，切块；西芹洗净，切块；红椒洗净，切条。
②热锅下油，放入苦瓜、西芹和红椒翻炒。
③加入盐、味精炒匀，熟后出锅即可。

●食疗功效
西芹富含膳食纤维，能阻碍消化道对糖的吸收，有降血糖的作用，还含有钙、铁等元素，可以预防骨质疏松；苦瓜有养血益气、补肾健脾的功效。本品有益气养血、补益肝肾、降低血糖的作用，适宜糖尿病并发骨质疏松患者食用。

对症食疗 南瓜虾皮汤

●材料 南瓜400克，虾皮20克

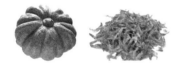

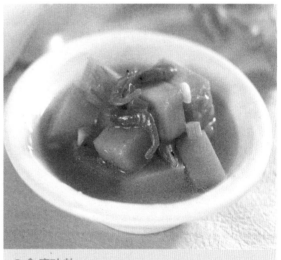

●调料 盐、葱花、植物油各适量
●做法
①南瓜去皮，去瓤，洗净，切块。
②食油爆锅后，放入瓜块稍炒，加盐、葱花、虾皮，再炒片刻。
③添水煮成汤即可。

●食疗功效
南瓜可调整糖代谢、增强肌体免疫；虾皮中含有丰富的蛋白质，有助于钙的吸收。本菜品有强筋壮骨之功效，适宜糖尿病并发骨质疏松患者食用。

糖尿病并发肺结核

●糖尿病并发肺结核是糖尿病的特殊感染，多见于中、老年糖尿病患者，发病急骤、进展迅速，病情不易控制。因为糖尿病并发肺结核是进行性消耗性疾病，患者有体重减轻、食欲不振等表现，所以，该类患者宜选择高蛋白、富含维生素及具有润肺祛痰等功能的食物。

发病症状	糖尿病如果未能得到很好的控制，血糖持续升高不降，体内组织发生糖化，导致机体的抵抗和防御能力降低，则极易被病毒、细菌侵袭，发生这样或那样的感染性疾患。肺结核是糖尿病较常见的并发症。 症状有：午后低热盗汗、乏力，食欲不振，体重减轻，妇女可有月经失调或闭经。此外，还会出现呼吸系统症状，如咳嗽、咯痰、胸痛，呼吸困难，有不同程度的咯血。
急救方法	及时应用抗结核化疗药物治疗，在治疗中密切观察化疗药物的监测护理。
预防方法	①消除紧张情绪，保持良好的心态。 ②室内要通风换气，保持室内空气新鲜。 ③病情稳定后经常到户外散步，不宜过劳，严格遵守医嘱，按时服药，控制血糖，保持皮肤清洁，预防感染，防止并发症。
饮食建议	①肺结核病属于消耗性疾病，原则上是增加营养，多吃高蛋白、高热量、高糖类食物，以增强抵抗力，补偿因疾病引起的消耗，但是，糖尿病并发肺结核时，高热能、高糖类饮食，必然会使血糖升高，加重病情，所以，糖尿病并发肺结核在饮食方面一定要非常慎重。 ②蛋白质是参加组织代谢和结核病灶修复必不可少的原料，应提倡高蛋白的饮食。 ③糖尿病要限制糖类，结核病则需要多吃糖类提供能量，此时，膳食中糖类的量不要限制得太死，尽量不吃或少吃含单糖或双糖的食物。 ④摄入充足的维生素和钙质，有助于提高机体的抵抗力，增进食欲、钙化结核病灶。
宜吃食物	荞麦、莜麦、薏米、绿豆、酪梨、柚子、橙子、番石榴、猕猴桃、草莓、菠菜、荠菜、苋菜、西蓝花、紫甘蓝、大白菜、苦瓜、鸽肉、鸭肉、脱脂牛奶、鳕鱼、甲鱼、海蜇皮、木耳、银耳、桑白皮、川贝母、枸杞子、白及、莲子、香油等。
忌吃食物	糖、烟、酒、辛辣食物等。

对症食疗 清汤老鸭煲

●**材料** 老鸭450克，油菜10克

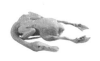

●**调料** 盐、枸杞子各少许，葱末、姜片各2克

●**做法**

① 将老鸭洗净斩块氽水；油菜洗净备用。枸杞子洗净。

② 净锅上火倒入水，调入盐、葱、姜片，下入老鸭、枸杞子煲至熟，下入油菜稍煮即可。

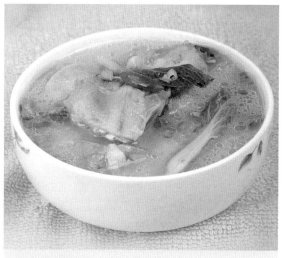

●**食疗功效**

鸭肉具有滋五脏之阴、清虚劳之热、补血行水、养胃生津、止咳息惊等功效。本菜品可以很大程度缓解糖尿病并发肺结核症状，并利于患者吸收。

对症食疗 白菜甲鱼汤

●**材料** 甲鱼500克、白菜20克，枸杞子、红枣各适量

●**调料** 盐、胡椒粉、生姜片、鸡精各适量

●**做法**

① 将甲鱼洗净，放入锅内；白菜、枸杞子洗净；红枣去核，洗净。

② 锅中再加入白菜、生姜、枸杞子、红枣、水，大火煮开。

③ 改用小火炖熟，加入盐、胡椒、鸡精即可食用。

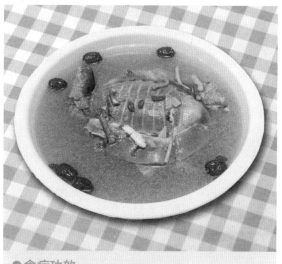

●**食疗功效**

甲鱼血可作补血剂，可降低血糖值；白菜具有通利肠胃、清热解毒、止咳化痰、利尿养胃的功效，是营养极为丰富的蔬菜。本菜品利于糖尿病并发肺结核患者食用。

糖尿病并发支气管炎

●对于糖尿病并发支气管炎患者来说，糖尿病会加重支气管炎的病情，而支气管炎也会对糖尿病产生不利的影响，两者常常相互影响。其临床表现主要为糖尿病症状的反复发作：口渴无力加重、多尿、尿频或尿失禁，并且伴有咳嗽、咯痰、气喘等支气管炎的症状。

发病症状	支气管炎是指气管、支气管黏膜及其周围组织的慢性非特异性炎症。临床上以长期咳嗽、咯痰或伴有喘息及反复发作为特征。慢性咳嗽、咯痰或伴有喘息，每年发作持续3个月，连续2年或以上，并能排除心、肺其他疾患而反复发作，部分病人可发展成阻塞性肺气肿、慢性肺源性心脏病。 症状有：支气管腺体增生、黏液分泌增多，临床出现有连续两年以上，每次持续3个月以上的咳嗽、咯痰或气喘等症状，早期症状轻微，多在冬季发作，春暖后缓解；晚期炎症加重，症状长年存在，不分季节。
急救方法	立即吸入手边备用的气喘喷雾剂，或向120急救中心呼救。
预防方法	平时应该多饮水，保证睡眠。饮食宜清淡，忌辛辣。
饮食建议	①糖尿病并发支气管炎患者宜多选择中性食物，多饮水以助祛痰润肺；保证优质蛋白质的供给，以提高机体抗感染的能力。 ②饮食要清淡，多食富含维生素C、B族维生素的食物，例如黄瓜、苦瓜、西红柿、胡萝卜等，以提高患者的免疫力。 ③忌食油腻、肥肉食品，少吃助火生痰、耗津伤液的食物，如羊肉、牛肉、鸡肉、甲鱼等。 ④可采用中药治疗，食用健脾养阴、生津化痰的药食两用之品。
宜吃食物	花生、橘饼、核桃、佛手柑、白果、柚子、山药、燕窝、灵芝、生姜、白萝卜、银耳、冬虫夏草、人参等。
忌吃食物	油饼、油条、方便面、蚌、蚬、田螺、蟹、柿子、香蕉、马蹄、薄荷、金银花、莼菜、生萝卜、甜瓜、生豆薯、生黄瓜、生菜瓜、豆腐、绿豆、酒、浓茶、虾、毛笋、橘皮等。

对症食疗 人参莲枣炖乌鸡

●材料 人参15克，红枣10颗，山药75克，乌鸡500克，莲子50克

●调料 食用油、味精、盐各适量
●做法
①将乌鸡去毛杂，洗净，切块；人参、红枣、莲子、山药用水略冲，山药去皮，切块。
②将乌鸡、人参、红枣、莲子、山药置锅中，加水用小火炖烂。
③调入油、味精、盐煮熟即可。

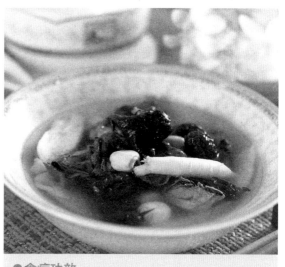

●食疗功效

人参中含有的人参皂苷、人参多糖能刺激胰腺释放胰岛素，明显降低四氧嘧啶引起的高血糖；乌鸡含有蛋白质、B族维生素等，可补血养阴，其汤可增强黏液分泌，对感冒、支气管炎防治效果较好。本品为糖尿病并发支气管炎患者的食疗佳品。

对症食疗 鲜蔬降糖汁

●材料 小白菜60克，菜花60克，柚子100克

●调料 低钠盐少许，冷开水60克
●做法
①将小白菜、菜花洗净切碎。
②将柚子去皮、籽。
③将所有材料一起榨汁。

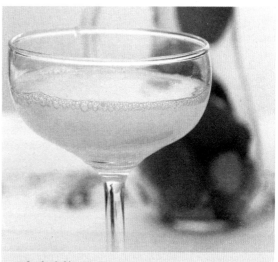

●食疗功效

蔬菜富含钙、铁、胡萝卜素和维生素C，其膳食纤维可以缓解血糖升高。本菜品不仅能降糖，还有润肺止咳之功效，适合糖尿病并发支气管炎患者食用。

糖尿病并发尿路感染

● 糖尿病并发尿路感染的发生率为12%~20%，常见于女性患者，尿路感染可加重糖尿病，使血糖难以控制，重者会诱发糖尿病酮症酸中毒等急性并发症，而其反复发作最终可导致肾功能衰竭。糖尿病并发尿路感染患者的临床表现有以下几个特点：反复发病、迁延不愈，症状繁多且伴随心理障碍。

发病症状	糖尿病合并泌尿系感染者，多为膀胱炎和肾盂肾炎，女性多于男性。最常见的致病菌是革兰阴性菌，其次为真菌。糖尿病泌尿系感染临床上10%~20%的患者表现为无症状的菌尿，尿路刺激症状不明显，没有尿频、尿急、尿痛等膀胱刺激症状，但经尿液的化验检查，尿中细菌数大于105/克。
急救方法	应卧床休息几天，避免重体力劳动。要多饮水，每天的饮水量不少于2000克。
预防方法	①应注意外阴清洁，经常清洗，不宜穿紧身裤，否则会使外阴部充血，从而加重病情。 ②尽量避免长时间骑自行车，以免压迫尿道，引起局部充血及感染。 ③另外，急性泌尿系感染者应绝对禁忌房事，慢性感染者应节制房事。 ④对于女性患者应注意会阴清洁，洗澡以淋浴为宜。
饮食建议	①忌食韭菜、葱、蒜、胡椒、生姜、烟、酒等辛辣的刺激性食品，忌食温热性的食物，如羊肉、狗肉、兔肉，以及油腻的食物。 ②要多喝水，以增加尿量，既可以冲洗和清洁尿道，又能将药物的代谢产物排出体外，从而降低药物的毒性。 ③宜吃清淡、富含水分的食物，进食新鲜的蔬菜、水果，因其含有丰富的维生素C和胡萝卜素等，有利于控制炎症，促进泌尿道上皮细胞的修复。
宜吃食物	大米、薏米、绿豆、绿豆芽、红豆、山药、西瓜、草莓、杨桃、猕猴桃、芹菜、苋菜、茼蒿、茭白、冬瓜、丝瓜、白茅根、马齿苋、金针菇、田螺、蛤蜊、蚌肉、鲮鱼、玉米须、通草、车前子、金银花等。
忌吃食物	糯米、油饼、油条、方便面、蛋糕、杨梅、荔枝、桂圆肉、葡萄、红枣、鹅肉、狗肉、羊肉、牛肉、虾、紫河车、冬虫夏草、板栗、葱、醋、茴香等。

对症食疗 苦瓜炖蛤蜊

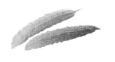

●**材料** 苦瓜1根，蛤蜊250克

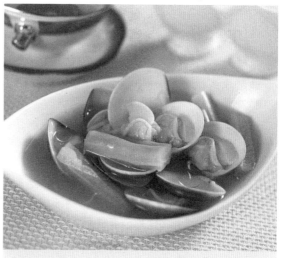

●**调料** 姜10克，蒜10克，盐3克

●**做法**

①苦瓜洗净，剖开去籽，切成长条；姜、蒜分别洗净，切片。

②锅中加水烧开，下入蛤蜊煮至开壳后，捞出，冲凉水洗净。

③再将蛤蜊、苦瓜、姜片、蒜片加适量清水，以大火炖30分钟至熟后，加入盐即可。

●**食疗功效**

苦瓜性寒味苦，含有类似胰岛素的物质，有明显的降血糖作用；蛤蜊有滋阴、软坚、化痰的作用。本菜品可滋阴润燥，缓解糖尿病并发尿路感染症状。

对症食疗 清炒蒜蓉茼蒿

●**材料** 茼蒿400克

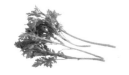

●**调料** 盐3克，蒜10克，生姜、红椒各5克，植物油适量

●**做法**

①将茼蒿择洗干净；蒜去皮洗净，切碎；红椒、生姜分别洗净切丝。

②接着净锅上火，倒油烧热，放入蒜末爆香。

③再放入茼蒿、姜丝、红椒丝，调入盐，翻炒至熟即可。

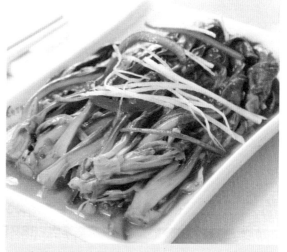

●**食疗功效**

茼蒿含有丰富的维生素、胡萝卜素及多种氨基酸及较高量的钠、钾等矿物盐，适量食用茼蒿能调节体内水液代谢，通利小便，清除水肿。本菜品适合糖尿病并发尿路感染患者食用。

糖尿病并发神经病变

●糖尿病神经病变病理改变广泛，主要可累及周围神经、自主神经、颅神经、脑及脊髓。

发病症状	血管壁增厚、管腔变窄、透明变性，毛细血管数目减少，严重者可发生小血管闭塞。脑部病变主要累及脑血管，易发生脑卒中，尤其是脑梗死，有些可发生脑萎缩和脑硬化。
急救方法	使用抗氧化药物或改善神经营养药物。
预防方法	①使用药物，严格平稳地控制血糖。 ②重视饮食疗法、运动疗法。 ③出现症状应尽早就诊治疗。
饮食建议	①菜肴少油少盐：糖尿病人应选少油少盐的清淡食品，菜肴烹调多用蒸、煮、凉拌、涮、炖、卤等方式。 ②"多吃肉、少吃饭"并不科学：有人认为肉是蛋白质，饭才是糖，因此，多吃肉不会引起血糖升高。其实不然，肉到体内也能转变成糖和提供脂肪。要限制摄入动物性脂肪及含饱和脂肪酸高的脂肪，少吃油煎、油炸食物及猪、鸡、鸭、腰花、肝、肾等动物内脏类食物。 ③进餐定时定量：注意进食规律，一日至少进食三餐，而且要定时、定量，两餐之间要间隔4~5小时。注射胰岛素的病人或易出现低血糖的病人还应在三次正餐之间加餐2~3次。 ④无糖糕点也要控制：虽然无糖糕点不含蔗糖，但糕点是淀粉做的，同样会产生热量，故不能随便多吃。 ⑤多食用粗粮：在控制总热量的前提下，碳水化合物应占总热量的55%~60%。日常饮食中，糖尿病患者宜多选用复合碳水化合物食物和粗粮，尤其是富含高纤维的蔬菜、豆类、全谷物等。
宜吃食物	鱼、香菇、芝麻、大蒜、芥菜、莜麦面、荞麦面、燕麦面、玉米面等。
忌吃食物	浓茶、蒜苗、胡椒、油炸食品等。

对症食疗 泰式炒面

● **材料** 白面线250克，豆芽200克，香菜50克，韭菜30克，金针菇100克，圣女果50克

● **调料** 蒜头5克，泰国红辣椒20克，盐3克，橄榄油、鱼露、鲔鱼汁、佐料酱、蚝油、砂糖、柠檬汁各适量

● **做法**

① 白面线泡发后，沥干；豆芽洗净；韭菜、香菜、金针菇均洗净切段；用刀背将洗净的蒜头拍碎，并将圣女果洗净切半。

② 在锅内倒入橄榄油，然后将泰国红辣椒和蒜头放入热锅中爆香，倒入白面线。

③ 倒入佐料酱稍拌炒。

④ 放入余下材料和调料炒熟即可。

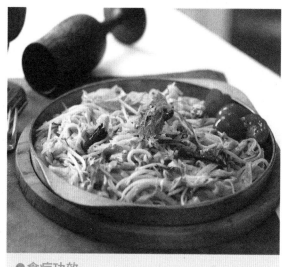

● **食疗功效**

豆芽富含维生素C、膳食纤维等营养成分，能有效清除血管壁中堆积的胆固醇和脂肪，常吃起到防治心血管病变的作用。糖尿病并发神经病变患者可以经常食用本菜品。

对症食疗 芝麻菜心

● **材料** 菜心300克，熟芝麻50克

● **调料** 香油、盐、味精、姜、红椒、酱油、醋各适量

● **做法**

① 将菜心择洗干净。

② 将菜心放入沸水锅内烫一下捞出，用凉开水过凉，沥干水，放入盘中；红椒洗净切丝。

③ 姜洗净切丝，放入碗中，加入盐、味精、酱油、醋、香油，红椒丝拌匀，浇在菜心上，撒上熟芝麻即可。

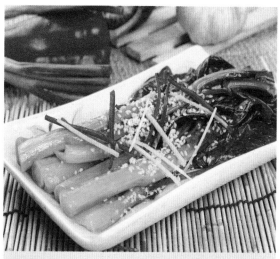

● **食疗功效**

芝麻富含矿物质，如钙、镁等，可以维持神经系统的健康运转；菜心能祛瘀止带、解毒消肿、活血降压。本菜品是糖尿病并发神经病变患者的良好菜肴。

对症食疗 什锦芥菜

●材料 芥菜60克，红椒、黄椒各15克，香菇10克，白萝卜20克

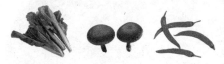

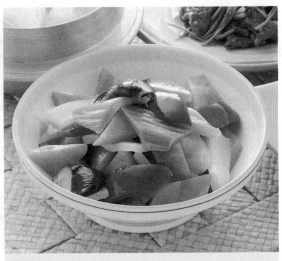

●调料 盐、鸡精、香油各适量
●做法
①芥菜、香菇分别洗净，切块状；红椒、黄椒去籽，洗净，切块状；白萝卜去皮，切片。
②芥菜、香菇、红椒、黄椒放入热水中焯熟。
③将焯熟后的芥菜、香菇、红椒、黄椒均装入同一盘中，加盐、鸡精、香油搅拌均匀即可。

●食疗功效
芥菜开胃消食，并含有丰富的维生素A、B族维生素、维生素C和维生素D，可以缓解神经系统障碍。因而本菜品适合糖尿病并发神经病变患者食用。

对症食疗 水晶酿鳕鱼

●材料 鳕鱼100克，豆腐100克，油菜200克

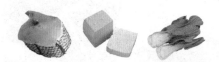

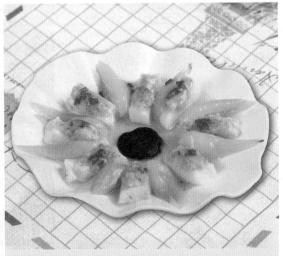

●调料 盐3克，酱油10克，料酒12克，青、红椒粒各少许
●做法
①鳕鱼去鳞、去鳃、去内脏，洗净，剁成泥，加盐、料酒、酱油腌渍入味；豆腐洗净，切块；油菜洗净，去叶取头部。
②将鳕鱼泥与青、红椒粒置于豆腐块上，再摆上油菜，入蒸锅中蒸15分钟至熟后取出。
③再用调料调成汁浇在鳕鱼上即可。

●食疗功效
鳕鱼具有高营养、低胆固醇、易于被人体吸收等优点；鳕鱼肉鱼脂中含有球蛋白、白蛋白及含磷的核蛋白，可以保护神经系统。本菜品利于糖尿病并发神经病变患者食用。

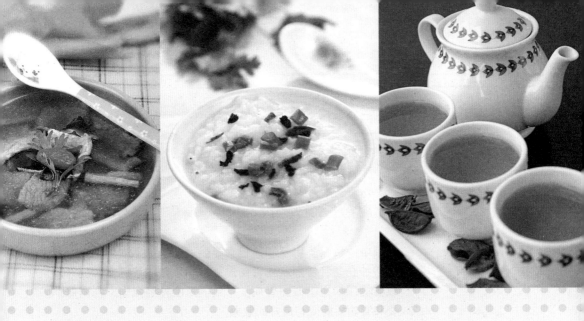

Part 6
对糖尿病有明显改善
效果的简易中医调养法

　　糖尿病作为一种慢性代谢性疾病，需要进行长期的综合治疗来维持良好的血糖，也需要糖尿病患者有持久的耐心和细心来不断促使病情的好转。根据中医对糖尿病治疗的辨证施膳原则，对于有不同并发症的糖尿病患者，在合理饮食基础上可以配合药膳和药茶调养，以达到良好的辅助治疗效果，也有助于减缓并发症的发生，同时对并发症的防治也有重要的意义。

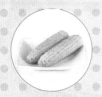 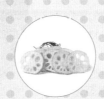 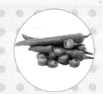

葛根

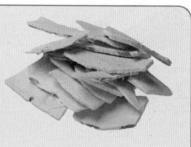

日食用量： 50克

食用注意： 葛根性偏凉，不可多食用，以免伤胃气，胃寒及夏日表虚多汗者更应慎用。

宜食原因	葛根中的黄酮类物质和葛根素能促进血糖提早恢复正常，并能增加脑血管及冠状血管血流量，防止微血管病变，同时对改善糖尿病患者微血管病变所致的周围神经损伤、视网膜病变和肾功能病变有良好的效果。

降糖药膳 葛根猪肉汤

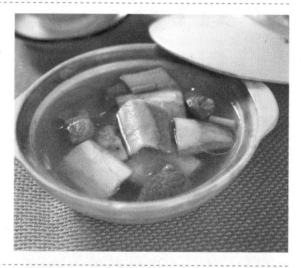

● **材料** 葛根40克，柴胡10克，猪肉250克，精盐、味精、葱花、香油各适量

● **做法**

①将猪肉洗净，切成块；葛根洗净，切块；柴胡洗净。

②锅中加水烧开，下猪肉焯去血水。

③猪肉入砂锅，煮熟后加入葛根、柴胡、盐、味精、葱花、香油，稍煮片刻即成。

降糖药膳 葛根枸杞粥

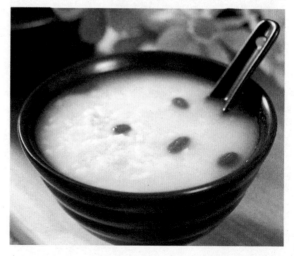

● **材料** 大米100克，葛根30克，枸杞子适量

● **做法**

①大米泡发洗净；葛根洗净研成粉末；枸杞子洗净备用。

②大米与葛根粉、枸杞子同入砂锅内，加600克水，用小火煮至米粒绽开粥稠即可，可当主食食用，一次一碗。

夏枯草

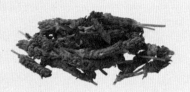

日食用量： 50克

食用注意： 夏枯草辛寒，味苦，脾胃虚弱者不宜食用。

宜食原因	夏枯草具有清泄肝火、散结消肿、清热解毒的功效，而且从夏枯草中提取的一种化合物可明显抑制由四氧嘧啶引起的血糖升高，每100毫克提取物里面相当于26微克胰岛素的作用强度。

降糖药膳 夏枯草脊骨汤

●**材料** 脊骨200克，夏枯草、红枣各适量，盐3克，鸡精4克

●**做法**

①夏枯草洗净略修；红枣洗净，切片。

②脊骨洗净，斩块，用刀背稍打裂，汆水。

③将脊骨、红枣放入炖盅内，注入适量清水，以大火煲沸，下入夏枯草，改为小火煲煮2小时，加盐、鸡精即可。

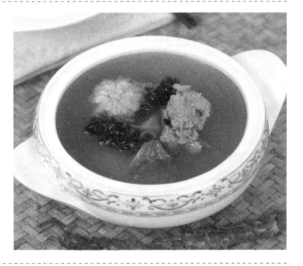

降糖药膳 夏枯草黄豆脊骨汤

●**材料** 脊骨200克，夏枯草15克，黄豆30克，盐、鸡精各3克

●**做法**

①脊骨洗净，斩件；夏枯草洗净略修；黄豆洗净，浸水30分钟。

②砂煲注水烧开，下脊骨煮尽血水，倒出洗净。

③砂煲注入清水后，放入脊骨、黄豆用大火烧开，放进夏枯草，改小火炖煮1.5小时，加盐、鸡精调味即可。

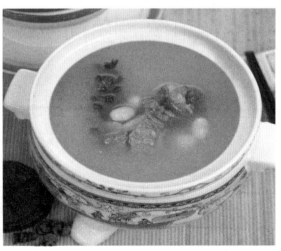

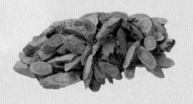

黄芪

日食用量： 15克

食用注意： 黄芪性微温，患有急性病、热毒疮疡、食滞胸闷者不宜食用。

宜食原因	黄芪含有丰富的黄芪多糖，能有效降低血糖、改善糖耐量异常，还能减少腹部脂肪，增加胰岛素的敏感性，适合糖尿病、肥胖症的患者食用。此外，黄芪还能利尿消肿，逆转尿蛋白，对预防糖尿病性肾病有一定的作用。

降糖药膳 黄芪山药鱼汤

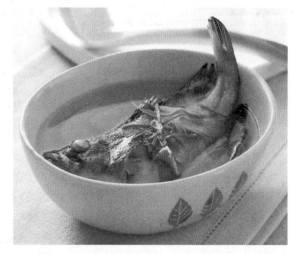

●**材料** 石斑鱼300克，黄芪15克，干山药20克，姜片、葱、盐、米酒各适量

●**做法**

①将石斑鱼收拾干净，鱼背改刀；葱洗净，切丝。

②先将黄芪、干山药洗净入锅，加1000克水以大火煮开，转小火熬高汤15分钟，转中火，放入姜片和石斑鱼，煮10分钟，加盐、米酒、葱丝调味即可。一次喝鱼汤一碗。

降糖药膳 黄芪山药鲫鱼汤

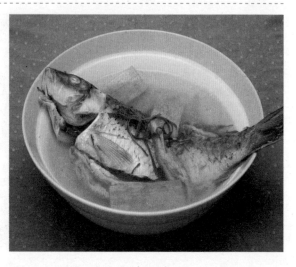

●**材料** 黄芪15克，山药15克，鲫鱼1条，米酒10毫升，姜片、葱丝、盐各适量

●**做法**

①将鲫鱼收拾干净，打花刀；黄芪洗净；山药去皮，洗净切片。

②黄芪、山药入锅中，加水煮沸后转小火煮约15分钟，再转中火，放入姜片和鲫鱼煮8～10分钟。

③待鱼熟后再加入盐、米酒，并撒上葱丝即可。

玉米须

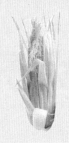

日食用量： 15克

食用注意： 患有肾病或肾虚者不宜食用玉米须。

宜食原因	玉米须中含有丰富的皂苷类物质，皂苷类物质能刺激胰腺释放胰岛素，促进葡萄糖引起的胰岛素释放，从而达到降低血糖的效果，玉米须可谓是降血糖的良药。此外，玉米须还有降血压作用，可有效防治糖尿病性高血压。

降糖药膳　冬瓜玉米须汤

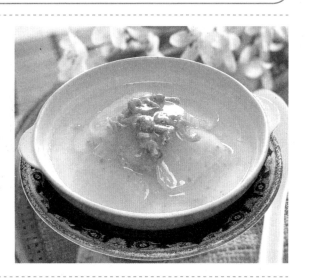

● **材料** 冬瓜300克，虾米20克，玉米须10克，盐适量

● **做法**

①将冬瓜洗净；虾米洗净。

②将冬瓜去皮，肉、籽分开，并将冬瓜籽剁碎，玉米须洗净，所有材料一起放入锅中加入750克水，煮开后改小火再煮20分钟，调入盐，滤渣取汁，冬瓜肉亦可进食。

降糖药膳　玉米须山药肉片汤

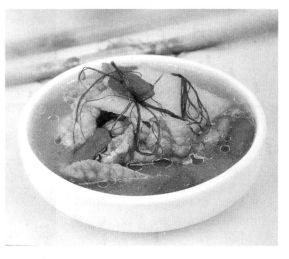

● **材料** 山药100克，瘦肉100克，枸杞子、玉米须各15克，盐适量

● **做法**

①将山药去皮，洗净切片；瘦肉洗净，切片；枸杞子和玉米须洗净。

②净锅上火倒入清汤，加盐，下入肉片烧开，打去浮沫，再下入玉米须、枸杞子、山药煲至熟，捞去玉米须即可食用。

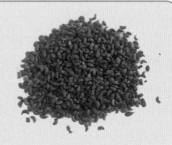

女贞子

日食用量： 30克

食用注意： 女贞子性凉，味甘而苦，脾胃虚寒泄泻及阳虚者均不适食用。

宜食原因	从女贞子中提取的女贞苷成分有良好而稳定的降血糖作用，对四氧嘧啶引起的糖尿病有预防和治疗作用，并可对抗肾上腺素或葡萄糖引起的血糖升高。

降糖药膳 女贞子鸭汤

●**材料** 白鸭500克，女贞子30克，熟地15克，枸杞子15克，山药20克，盐适量

●**做法**

①将白鸭宰杀，去毛及内脏，洗净，切块。山药去皮，洗净，切片。

②取洗净的女贞子、熟地、枸杞子、山药与鸭同放入锅中，加适量清水，煎至白鸭肉熟烂，加盐调味即可。一次食用一碗。

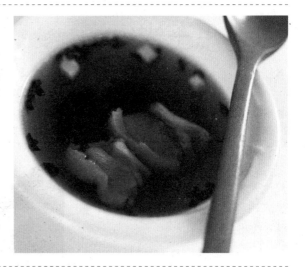

降糖药膳 女贞子首乌鸡汤

●**材料** 何首乌、女贞子、当归、白芍、茯苓、川芎、鸡肉、小茴香、葱、盐、姜、料酒各适量

●**做法**

①鸡处理干净；姜去皮，洗净，拍松；葱洗净，切段。

②全部药材洗净，装入纱布袋。

③将鸡肉和纱布袋放进炖锅内，加入3000克水，置大火上烧沸，改用小火炖1小时后加入小茴香、葱段、盐、姜末、料酒即可。

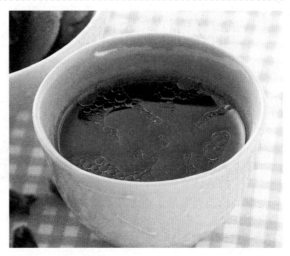

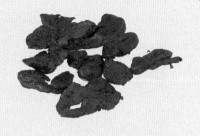

黄精

日食用量: 50克

食用注意: 黄精性平,脾胃虚寒、腹泻便溏、食欲不振者慎食。

宜食原因	黄精中的多糖成分能预防四氧嘧啶对胰岛素的损伤,减缓血糖急速上升,有效抑制肾上腺素引起的血糖过高现象。此外,黄精还能增加冠脉流量,调节血脂,有助于防治糖尿病并发的心血管疾病。

降糖药膳 黄精桑葚粥

●**材料** 大米80克,黄精、干桑葚各20克,陈皮3克

●**做法**

①黄精、干桑葚、陈皮分别洗净;大米洗净。

②锅置火上加水放大米,大火煮至米粒开花,放入黄精、桑葚、陈皮,用小火熬至粥香关火,分两次食用。

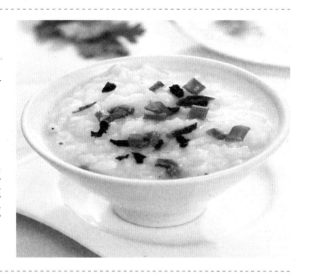

降糖药膳 黄精炖猪肉

●**材料** 猪瘦肉200克,黄精50克,葱丝、姜丝、盐、料酒、味精各适量

●**做法**

①将材料洗净,切成小块入锅,加适量的水、葱、姜、食盐、料酒,隔水蒸煮。

②待肉熟后加味精即可。分两次服用,同时要减少其他主食的摄入。

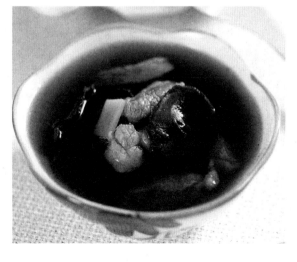

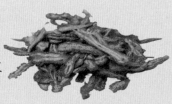

黄连

日食用量： 10克

食用注意： 黄连性寒，味苦，脾胃虚寒、阴虚津伤者不宜食用。

宜食原因	黄连中所含有的小檗碱可促进体内胰岛素的合成，维持胰岛素的功能，从而有效地降低血糖浓度，适合Ⅱ型糖尿病患者食用。而且黄连还可使尿蛋白呈下降趋势，对改善糖尿病性肾病有一定的作用。

降糖药膳 黄连汤

● **材料** 黄连10克

● **做法**

①将黄连洗净。

②将洗净的黄连放入炖盅内，加水蒸煮5分钟，冷却后即可饮用，一日一剂，分两次服用。

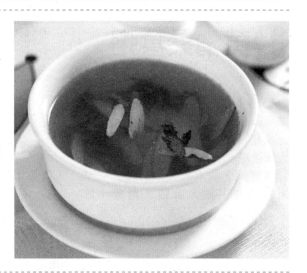

降糖药膳 黄连冬瓜鱼片汤

● **材料** 鱼肉100克，冬瓜150克，黄连5克，知母3克，盐3克

● **做法**

①将鱼肉洗净，切片；冬瓜去皮，去瓤，洗净，切片；黄连、知母洗净，放入棉布袋。

②将以上材料放入锅中，加入清水，以中火煮沸至熟，取出药袋，加入盐后即可关火。

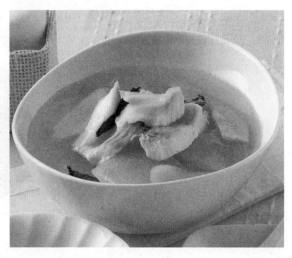

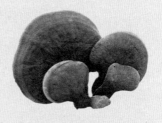

灵芝

日食用量： 20克

食用注意： 灵芝性温，热毒疮疡、食滞胸闷、动脉硬化患者以及急性病患者不宜食用。

宜食原因	灵芝的不同部位及其提取物对血糖有不同程度的影响，其降糖作用是通过增加血浆胰岛素的浓度，加速葡萄糖的代谢，增加周围组织对糖的利用，通过强化参与肝脏糖代谢的各种关键酶的活性来提高肝脏对葡萄糖的利用的。

降糖药膳　灵芝石斛猪肉汤

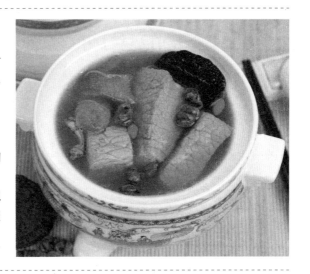

● **材料** 瘦肉300克，灵芝、石斛、鱼胶、枸杞子各适量，盐3克，鸡精4克

● **做法**

①瘦肉洗净，切件，汆水；灵芝、枸杞子、鱼胶洗净；石斛洗净，切片。

②将瘦肉、灵芝、石斛、鱼胶、枸杞子放入锅中，加入清水慢炖至鱼胶变软，调入盐、鸡精即可。

降糖药膳　灵芝肉片汤

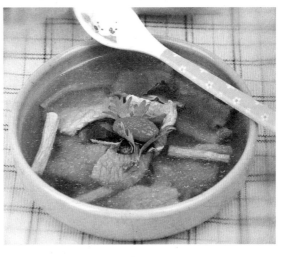

● **材料** 猪瘦肉150克，党参10克，灵芝12克，盐、香油、葱花、姜片、植物油各适量

● **做法**

①将猪瘦肉洗净，切片；党参、灵芝用温水略泡备用。

②净锅上火倒油，将葱花、姜片爆香，下入肉片煸炒，倒入水烧开。

③下入党参、灵芝，调入盐煲至熟，淋入香油即可。

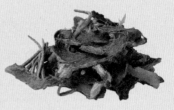

知母

日食用量： 12克

食用注意： 知母有润肠作用，故脾虚便溏者不宜用。

宜食原因	知母能清泄肺胃之火，又能滋养肺肾之阴，故宜用于阴虚型糖尿病患者，症状口渴、多饮、多尿。

（降糖药膳）知母金枪鱼汤

● **材料** 金枪鱼肉150克，金针菇150克，菜花75克，天花粉、知母各10克，姜丝、盐各适量

● **做法**

①将金枪鱼肉、金针菇、菜花分别洗净；菜花掰成小朵，将上述材料与知母、天花粉一起入锅。

②加水煮至熟后入姜丝和盐调味即可。饮汤食鱼，一次食一碗，同时要减少其他主食的摄入。

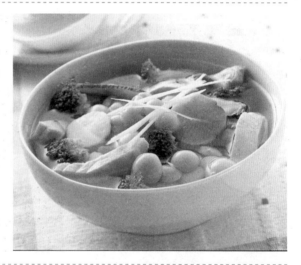

（降糖药膳）玉液汤

● **材料** 生山药50克，知母、黄芪、五味子、天花粉各15克，鸡内金6克，葛根5克

● **做法**

①将生山药、知母、黄芪、五味子、天花粉、鸡内金、葛根洗净放入锅中。

②在锅中加入适量的水煎煮两次，兑匀，每日一剂，分两次服用。

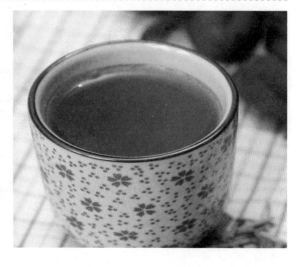

茯苓

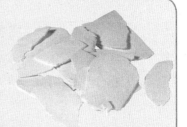

日食用量： 30克

食用注意： 茯苓性平，味甘，阴虚而无湿热、虚寒滑精者不宜食用。

宜食原因	茯苓富含茯苓多糖和不溶性膳食纤维，能降低糖尿病患者的空腹血糖浓度，减少胰岛素需要量，有效控制餐后血糖的升高。同时，茯苓还能改善患者脾胃虚弱、大便溏泻等症状的肾病综合征，辅助治疗糖尿病性肾病。

降糖药膳 茯苓豆腐

 材料 豆腐500克，香菇50克，枸杞子10克，茯苓30克，盐、料酒、淀粉、植物油各适量

● **做法**

①豆腐洗净，切块撒盐；香菇洗净，切片；枸杞子、茯苓洗净后，用水浸泡。

②将豆腐块炸至金黄色，倒入浸泡的枸杞子、茯苓和水，加精盐、料酒烧开，加淀粉勾兑成白汁芡，下入炸好的豆腐、香菇片炒熟即成。

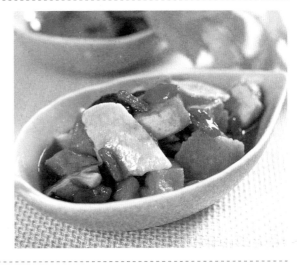

降糖药膳 党参茯苓鸡汤

 材料 鸡腿1只，党参15克，茯苓10克，红枣8枚，盐适量

● **做法**

①鸡腿洗净剁块，放入沸水中汆烫，捞起冲净；党参、茯苓、红枣洗净。

②鸡腿、党参、茯苓、红枣一起放入锅中，加7碗水以大火煮开，转小火续煮30分钟。

③起锅前加盐调味即可。

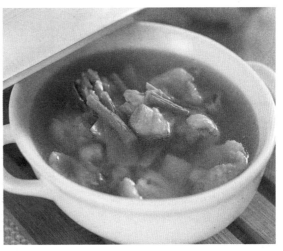

芡实

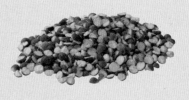

日食用量： 30克

食用注意： 芡实含有钙、铁、磷等矿物质，能预防糖尿病性骨质疏松症。

宜食原因	痰湿中阻者、食积腹胀者、脾虚便难者、孕妇、肠胃炎患者、胃溃疡患者、胆囊炎患者不宜食用。

降糖药膳 补骨脂芡实鸭汤

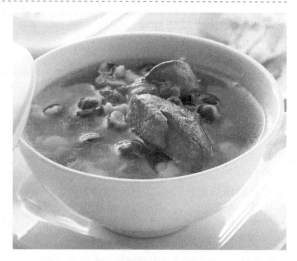

● **材料** 补骨脂15克，芡实50克，鸭肉300克，盐3克

● **做法**

①将鸭肉洗净，放入沸水中汆去血水，捞出，备用；补骨脂洗净。

②芡实洗干净，与补骨脂、鸭肉一起放入锅中，加入7碗水，大约盖过所有的原材料。

③用大火将汤煮开，再转用小火续炖约30分钟，快煮熟时加盐调味即可。

降糖药膳 芡实莲子薏米汤

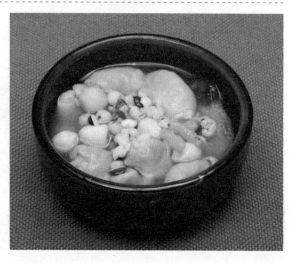

● **材料** 猪小肠500克，芡实、茯苓、山药、干莲子、薏米各30克，盐适量

● **做法**

①将猪小肠收拾干净，入沸水中汆烫，捞出，剪成小段，备用。

②药材洗净与小肠一起入锅，加水用大火煮沸转小火炖煮30分钟左右，快熟时加入盐调味即可。一次食一碗即可。

玄参

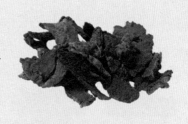

日食用量： 20克

食用注意： 脾湿便溏者慎食玄参。血少目昏、血虚腹痛者不宜食用。

宜食原因	本品可使血糖略有降低。浸剂用于体外，有抗真菌的作用。因玄参富含皂苷成分，故有显著的溶血作用，并能引起局部刺激。此外，同属植物中所含的总黄酮苷元有降低血压、减少毛细血管通透性、利胆等作用。

降糖药膳 生地玄参汤

●**材料** 生地、玄参、酸枣仁、夏枯草各20克，红枣3颗

●**做法**

① 将生地、玄参、酸枣仁、夏枯草、红枣全部洗净放入锅中。

② 加水适量，煮半小时即可，饭后或睡前温服。

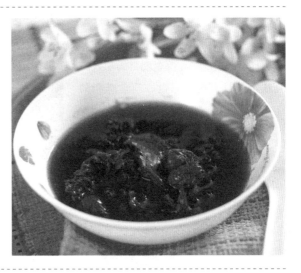

降糖药膳 玄参萝卜汤

●**材料** 玄参15克，蜂蜜5克，白萝卜200克，黄酒20克

●**做法**

① 白萝卜洗净，切成薄片；玄参快速洗净，用黄酒浸润备用。

② 取一只碗，放入两层萝卜，再放一层玄参，淋上蜂蜜、黄酒。

③ 如此放置四层，旺火隔水蒸2小时即可。

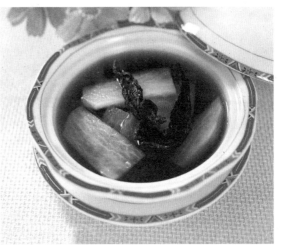

降糖药茶 山楂桑叶茶

● 材料 山楂5克，桑叶3克

● 做法

① 将山楂、桑叶均洗净，一起放入锅中。

② 加入适量的清水进行煎煮。

③ 5分钟后，滤取汤汁即可饮用。

● 降糖功效

山楂具有消食化积、行气散瘀的功效；桑叶具有散风清热、凉血明目的功效。此款茶饮具有理气凉血、消食降脂的作用。

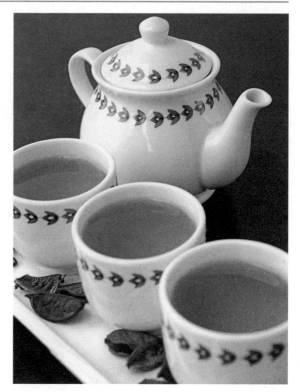

降糖药茶 苦瓜绞股蓝茶

● 材料 干苦瓜片3~4克，绞股蓝5克

● 做法

① 将干苦瓜片及绞股蓝洗净，一同放入保温杯中。

② 加沸水冲泡，加盖闷5分钟左右，即可饮用。

● 降糖功效

绞股蓝具有降血脂、调血压、消炎解毒等功效；苦瓜具有除烦、解毒、明目、清热消暑、降低血糖等作用。二者为茶，可降血脂、血糖，减少胆固醇在体内的堆积。

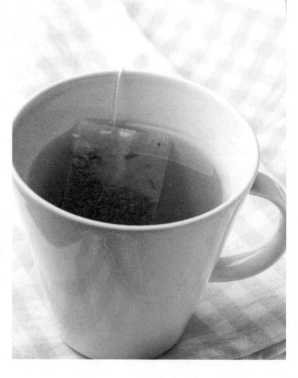

降糖药茶 罗布麻山菊茶

●材料 罗布麻叶12克，菊花20克，
山楂25克

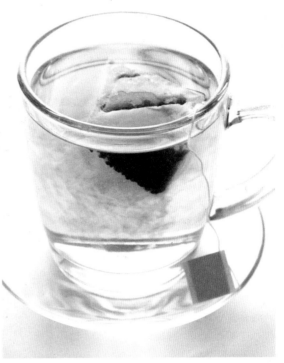

●做法

①将罗布麻叶、菊花、山楂洗净混匀，分成10个茶包。

②每次取一个茶包，放在杯中，倒入适量的沸水冲泡，静置10分钟，即可饮用。

●降糖功效

罗布麻有活血、降低血脂、增强免疫力的功效；菊花有清热解毒、平肝明目的功效。此茶具有降血脂、清热平肝、降低血糖的作用，适宜糖尿病患者饮用。

降糖药茶 枸杞柠檬茶

●材料 枸杞子6克，柠檬3片，食盐少许

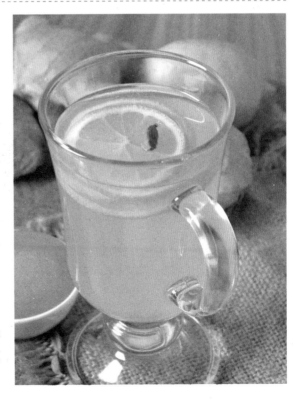

●做法

①新鲜柠檬片加少许食盐，与枸杞一起置保温杯中。

②用适量的热开水冲泡，加盖闷5分钟左右，即可饮用。

●降糖功效

枸杞子有滋补肝肾、降低血糖的功效；柠檬有生津止渴、清热和胃的功效。此茶有滋补肝肾、降低血糖的作用，适宜糖尿病患者饮用。

降糖药茶 首乌决明茶

● **材料** 决明子7.5克，何首乌7.5克，荷叶7.5克，东洋参7.5克

● **做法**

① 将决明子、荷叶用水分别过滤，决明子用棉布袋包起来。

② 将何首乌、荷叶、东洋参、决明子用热开水冲泡10～20分钟后，即可滤汁饮用。

● **降糖功效**

决明子具有清热明目、润肠通便的功效；何首乌具有补肝益肾、养血祛风的功效；荷叶有清热解毒、凉血止血的功效。此茶具有清热散风、减脂祛脂、降血糖的作用。

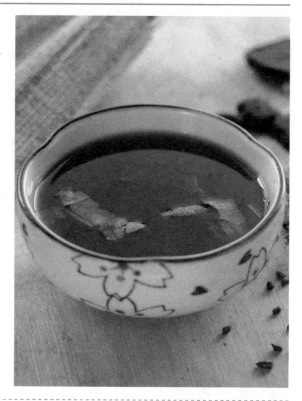

降糖药茶 川七首乌茶

● **材料** 川七15克，何首乌10克，泽泻10克，灵芝6克，乌龙茶少许

● **做法**

① 将泽泻、何首乌、川七等用水分别过滤。

② 将川七、何首乌、泽泻、灵芝和乌龙茶用450克的热开水冲泡10～20分钟后，滤汁即可饮用。

● **降糖功效**

泽泻能起到降血压、降血糖的作用；何首乌可有效降血压，减少血栓的发生，能有效预防动脉硬化、脑卒中和心肌梗死。此茶具有降脂降糖、排毒消肿的功效。

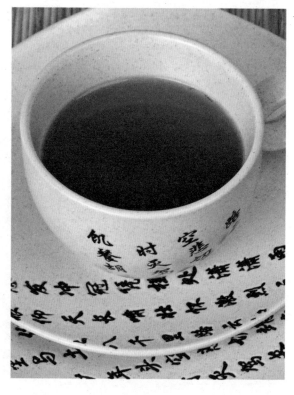

降糖药茶 沙参麦冬茶

●材料 北沙参7克，麦冬、桑叶各6克

●做法

①将北沙参、麦冬、桑叶洗净。

②将北沙参、麦冬、桑叶一起放入保温杯中。

③倒入适量的开水冲泡，静置7分钟，即可饮用。

●降糖功效

北沙参养阴清肺，益胃生津，并能润泽皮肤；麦冬养阴生津，润肺清心，对肌肤也有很好的滋润补水作用。二者与桑叶为茶，能润肤生津，防止口渴、皮肤干燥，降低血糖。

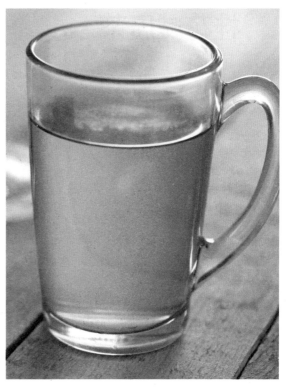

降糖药茶 沙苑子茶

●材料 沙苑子10克，绿茶3~4克

●做法

①将沙苑子洗净，研成粗末。

②将绿茶与沙苑子同入保温杯中。

③倒入适量的沸水，冲泡5分钟，即可饮用。

●降糖功效

沙苑子含有丰富的硒、铜、铁、锌等元素，味甘，性温，入肝、肾经，有补肾固经、养肝明目、强健筋骨等作用。此茶补肾强腰、润肤嫩肤、降低血糖。

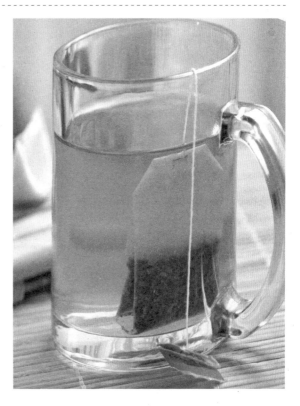

桂花减压茶

● **材料** 桂花10克，甘草少许

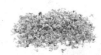 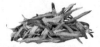

● **做法**

①将桂花、甘草一起放入杯中。

②再往杯中冲入适量的热开水。

③将茶汤静置5分钟后即可饮用。

● **降糖功效**

桂花有暖胃、平肝、散寒、清香、提神功效；甘草可补脾益气、清热解毒、祛痰止咳、缓急止痛。二者为茶，可化痰散瘀、缓解压力、降低血糖，让你的身心获得释放。

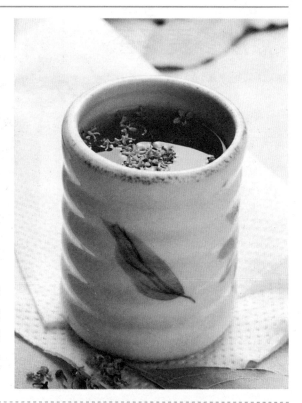

 **清肝火茶**

● **材料** 枸杞子10克，淫羊藿10克，车前子6克，甘菊花6克

● **做法**

①将枸杞子、淫羊藿、车前子、甘菊花放热水瓶中。

②倒入半瓶沸水。

③加盖闷约20分钟，即可饮用。每日1剂。

● **降糖功效**

菊花、车前子均能清肝明目；枸杞子补肝肾，尤以养肝明目擅长；车前子有清热利尿、渗湿止泻的功效。此茶具有补肾养肝、清热明目、降低血糖之效。

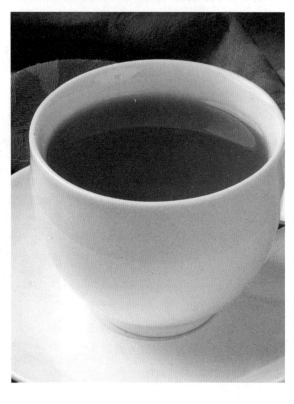

降糖药茶 消脂山楂茶

● **材料** 山楂5克，绿茶粉6克

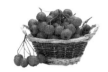 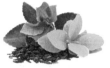

● **做法**

① 将山楂和绿茶粉一起放入砂锅中。

② 往砂锅中加适量清水熬煮。

③ 熬煮10分钟后，取汁，静置2~3分钟后，即可饮用。

● **降糖功效**

山楂具有消食化积、行气散瘀的功效；绿茶粉具有消炎抗菌、防癌抗癌的功效。此茶具有消食清热、降低血糖的作用。

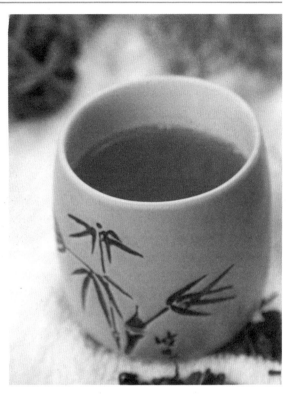

降糖药茶 天花粉芦根茶

● **材料** 天花粉30克，麦门冬20克，
　　　　芦根15克，茅根15克

● **做法**

① 将天花粉、麦门冬、芦根、茅根一起放入锅中。

② 将以上的四味加水800克，煎取汁液。

③ 分两次服用。

● **降糖功效**

此茶清肠胃实热、生津止渴，适合阴虚热盛患者食用，尤其适合有小便黄赤、大便干结、口干咽燥喜冷饮、口舌生疮、烦躁易怒等症者饮用。

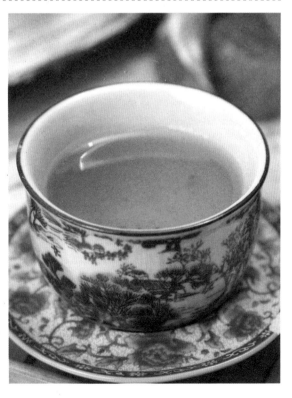

降糖药茶 山楂五味子茶

● **材料** 山楂50克，五味子30克，白糖少许

● **做法**

①将山楂、五味子一起放入锅中。

②加入适量的水煎煮2次，去渣，滤取汁液。

③取汁混匀，调入白糖，即可饮用。

● **降糖功效**

山楂是消食健胃的好帮手，具有消食化积、行气散瘀的功效。此茶可大大减轻胃部消化负担，消除从肉食中摄入的油脂，降低血糖，同时还能化痰、排走残留在身体中的废物。

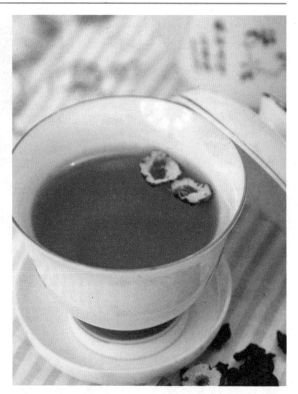

降糖药茶 白芍姜枣茶

● **材料** 白芍12克，生姜、红枣各适量

● **做法**

①将白芍、生姜、红枣一起放入锅内，加适量清水煮沸。

②待水剩下一半时即可熄火。

③滤取汁液，即可饮用。

● **降糖功效**

白芍具有养血柔肝、缓中止痛、敛阴收汗的功效；生姜具有解表、散寒、止呕、开痰的功效。此茶具有养血散寒、调和营卫、降低血糖的作用。

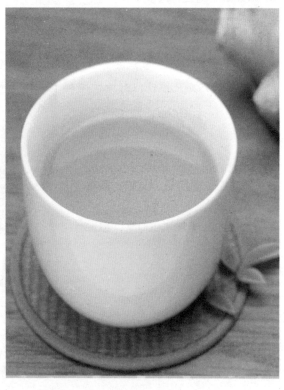

(降糖药茶) 白芍当归茶

● **材料** 白芍12克，当归10克

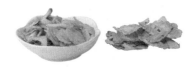

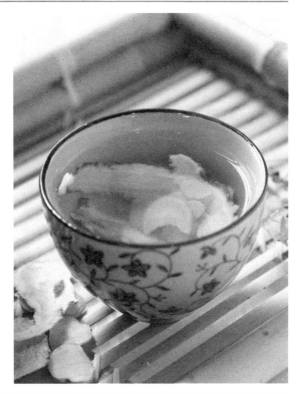

● **做法**

① 将当归、白芍一起放入砂锅。

② 加入适量清水，煎煮片刻。

③ 滤取汁液，静置1~2分钟后，即可饮用。

● **降糖功效**

白芍具有养血柔肝、缓中止痛、敛阴收汗的功效；当归具有补血活血、调经止痛、润燥滑肠的功效。此茶具有活血止痛、敛阴止汗、降低血糖的良好作用。

(降糖药茶) 茯苓绿茶

● **材料** 茯苓10克，绿茶2克，蜂蜜适量

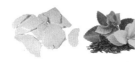

● **做法**

① 茯苓洗净。

② 将茯苓放入砂锅。

③ 加水适量，煎取浓汁，趁热加入绿茶和蜂蜜，即可饮用。

● **降糖功效**

茯苓具有利水祛湿、健脾补中、宁心安神的功效；蜂蜜具有缓解止痛、润肠通便的功效。此茶具有利尿止痛、清热止痰、降低血糖的作用。

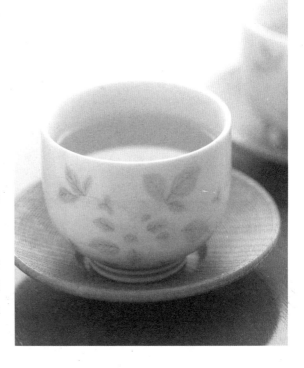

降糖药茶 双草茶

● 材料 金钱草30克，生甘草10克

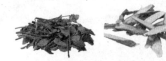

● 做法
① 将金钱草、生甘草制为粗末。
② 将制成的粗末放入保温杯中。
③ 冲入沸水，加盖闷泡30分钟后倒入杯中，待凉后即可饮用。

● 降糖功效
金钱草具有清热、利尿、镇咳、消肿、解毒的功效；生甘草具有补脾益气、清热解毒、缓急止痛之功。此茶具有通便利尿、降低血糖的功效。

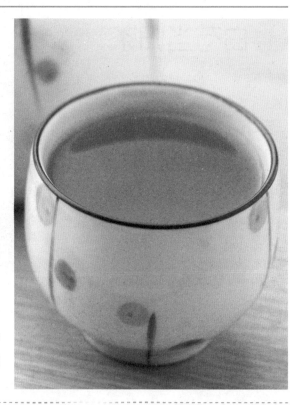

降糖药茶 双草茅根茶

● 材料 白茅根30克，灯心草、通草各3克，绿茶6克

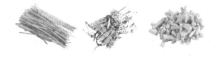

● 做法
① 将白茅根、灯心草、通草、绿茶一同放入杯中。
② 冲入沸水，静置5～10分钟后，即可饮用。

● 降糖功效
白茅根具有凉血止血、清热生津、利尿通淋的功效；灯心草具有清心降火、利尿通淋的功效。此茶具有通便利尿、降低血糖的良好作用。

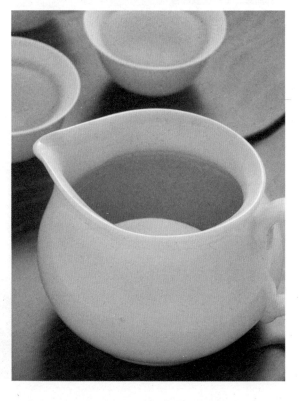

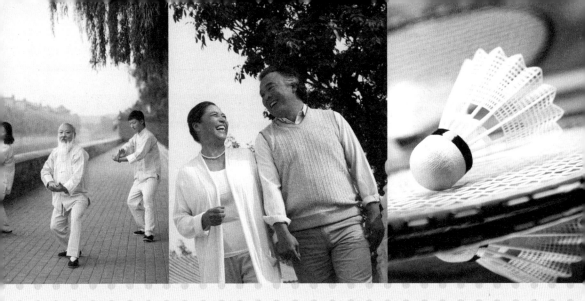

Part 7
糖尿病的运动调养法

　　运动疗法被称为是治疗糖尿病的"五驾马车"之一，是一种不花钱就能够治疗糖尿病的"良药"。糖尿病患者可以通过选择最适合自己的运动项目，从而在不同程度上降低血糖，有效地辅助改善病情。即使是对于已经采用药物治疗的糖尿病患者，适当的运动仍是非常有必要的。本章为糖尿病读者列出了多种可供其选择的运动，包括散步、快步走、慢跑、游泳、骑自行车等，也提出了在进行每种运动时所需注意的细节以供参考。

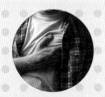
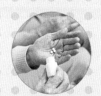
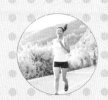
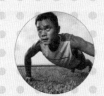

哪些糖尿病患者适宜进行运动疗法

　　生命在于运动，适当的运动对于糖尿病患者而言是十分有利的，它能够帮助糖尿病患者有效地控制血糖浓度以及降低血糖。运动疗法是通过适当的体育活动来防治糖尿病的方法，适当的体育活动可以提高糖尿病患者的体力，增强其机体抵抗力，还能使糖尿病患者精神放松，心情愉悦，有利于糖尿病患者的病情好转。

　　但事实上，并不是所有的糖尿病患者都适宜运动疗法，建议在开展运动疗法之前，糖尿病患者可以到医院进行各项相关的检查，进一步了解自己的身体状况，也可以向医生咨询自己适合哪一种运动项目。

●以下几种类型的糖尿病患者适宜进行运动疗法

①轻度和中度的Ⅱ型糖尿病患者

②肥胖的成人糖尿病患者

③经饮食控制和药物治疗后病情好转或控制的胰岛素依赖型糖尿病患者

④正在口服降糖药或注射少量胰岛素的糖尿病患者

⑤有轻度的动脉硬化、高血压、冠心病等糖尿病并发症的患者

●出现以下情况不适合采取运动疗法

①并发各种急性感染者

②伴有心功能不全、心律失常，且活动后体重增加者

③严重糖尿病性肾病患者

④糖尿病性足病患者

⑤严重的眼底病变患者

⑥新近发生血栓患者

糖尿病患者运动时与运动后应注意什么

不同年龄阶段、不同体质和不同病情的糖尿病患者在运动时间和频率的选择上是存在一定差异的。选择存在差异是为了更好地适应自己的病情，促进糖尿病的好转。

● **注意运动时间和频率**

最适宜糖尿病患者运动的时间是在进餐一个半小时至两个小时以后，这个时间段进行运动可以有效防止低血糖现象的发生。一周的运动时间可以有三天，每天运动40分钟至1个小时。运动时间不宜过短或过长，否则运动量不足或者运动量过多，都对病情不利。

● **注意运动量**

运动量合适 → 对于不同的糖尿病患者最合适的运动量是因人而异的。最适宜的表现就是运动后可能会有少量出汗和轻度的肌肉酸疼，经过几分钟的短暂休息以后这些症状会慢慢消失不见，而且患者的心率状态也会回归到平时的正常状态。运动后整个人都会觉得特别放松、愉悦，晚上更容易入眠，睡眠质量也变得更好。运动过后胃口也有变好的情况。

运动量过大 → 所谓运动量过大指的是患者在运动结束后的20~30分钟心率仍然跳动较快，无法恢复正常，时常感觉胸闷、气短、心慌，食欲不振，夜晚难以入睡、失眠，甚至到了第二天还会无精打采，周身肌肉酸痛。当出现这些症状时就是运动量过大的警示，患者要注意调节好运动量。

运动量不足 → 运动量不足最为明显的一个征兆就是没有出汗，脉搏也没有明显的变化，在运动后短短的2~3分钟迅速恢复。在这种情况下，糖尿病患者还可以适当地加大运动量，使人体达到一种适宜的状态。

●糖尿病患者运动后注意事项

糖尿病患者在运动之后有几个方面是需要密切注意的：

一定要做一些放松身体的动作

在经过长时间的运动过后，身体和精神可能都还处于一个紧张的状态中，如果糖尿病患者不去做一些适当的动作，可能会导致血糖维持在一个不平衡的水平，不利于血糖的控制。

不可以马上沐浴

因为运动后经常会出汗，出汗以后皮肤的毛孔处于开放的状态，如果沐浴，水温过低会使毛孔迅速收缩，热量得不到释放导致感冒、发烧等。

不要马上进食

运动通常是需要消耗很大的能量的，所以运动后常常会产生饥饿感，于是很多糖尿病患者会马上吃东西，但是这种做法是不正确的。如果运动后马上进食，长此以往会导致胃肠道的蠕动减弱，也会造成消化功能的紊乱。

不适宜马上喝水或者冷饮

运动后因为身体出汗所以水分流失较多，会产生口干舌燥之感，但是这个时候糖尿病患者的消化系统仍然处在一个抑制的状态，如果急着在一时大量喝水或者冷饮，会诱发肠胃疾病，不利健康。

不能马上坐下或蹲下休息

运动后通常会脚酸、疲累，很多人会马上坐下来休息，这是运动的一个误区。因为马上坐下休息会阻碍下肢的血液回流，影响血液的循环，使得身体感觉更加疲劳。

要关注自己运动后的身体状况

如出现任何不适的症状要及时就医。

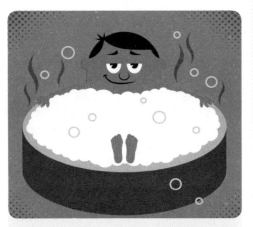

◎运动之后不要马上沐浴，否则严重时会导致感冒发烧，也很有可能会出现头晕、头昏的现象。

保证糖尿病患者安全运动的10个细节

运动疗法对于糖尿病患者来说是一剂不用花钱又能帮助治病的"良药"，选择适合自己的运动，就能够不同程度地、有效地降低血糖，控制糖尿病。同样的，如果选择了不适合自己的运动方式，也很有可能会起到负面影响。在安全运动的过程中，细节显得尤为重要。了解细节能够在很大程度上帮助患者避免盲目运动以及不恰当的运动。以下为每位糖尿病患者讲述安全运动所必须了解的10个细节。

● 糖尿病患者在开展运动之前要先进行一次全身检查

检查包括心电图、血糖、血压、尿常规、肝肾功能、足部甚至包括神经系统等。这一系列的检查是为了确定糖尿病患者有无存在并发症，若有则需要确定并发症的严重程度，及时向医生咨询是否适合运动，选择何种运动方式为宜。就一般情况而言，检查出患有不稳定性心绞痛、心脏病、重度高血压、肾功能不全、足部疾病或者在发烧感冒期间的糖尿病患者均不适合进行运动，因为有可能会加重病情。

● 糖尿病患者要选择适合自己的运动项目

不是所有的运动方式都适合所有的人群，例如对一些患有足部疾病的糖尿病患者来说可能不适合进行游泳，患有心脏病的糖尿病患者可能不适合进行刺激性过大的运动。

糖尿病患者要检测好自己运动前和运动后的血糖。尤其是自己家里已经购买了血糖仪的糖尿病患者，最好在运动之前和运动之后都要监测自己的血糖值，这样有利于维持血糖的平衡。

● 运动时间要合适

不能选择在中午日光猛烈的时候，或是进餐前血糖较低的时候，这样很容易发生危险。在运动之前要保证自己的能量。

● 运动过程中及时补充水分

因为糖尿病患者时常会出现口渴难耐的情况，针对这种情况，应该随身携带水瓶，及时补水，防止水分流失过多。

● 糖尿病患者在参加运动的时候最好有人陪伴

糖尿病的病情卡片最好也随身携带，这是为了防止在运动过程中出现低血糖或者其他症状时可以有人及时施救。

● 坚持运动治疗、饮食治疗和药物治疗三者的有机结合和统一

不可以单方面地倾向任何一种治疗方式，就运动而言，只是起到一种辅助治疗的作用，不可以完全依赖而忽略其他方面的治疗。

● 运动时要时刻关注身体变化

糖尿病患者在运动过程中也要关注自己的身体有无不适，是否有心悸心慌、头昏头

痛等，如果有这些情况的话，应马上停止运动。

●应对低血糖的准备

糖尿病患者运动之前先做好应对低血糖的准备，做到确保安全运动。建议糖尿病患者在运动的时候可以随身携带一些小零食以备不时之需。

●糖尿病患者切忌超负荷运动

糖尿病患者和普通人群运动要有区别，不可以挑战自己的极限，运动一定要循序渐进。

●选择以自己最舒适的状态进行运动

这就包括穿着方面的注意事项，尽

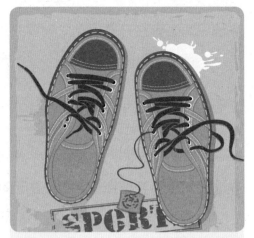

◎运动时要选择宽松的衣服和鞋子。根据不同的运动方式选择不同的穿着运动也是必要的。

量穿舒适的、宽松的衣服，透气的袜子和鞋子。

最适合糖尿病患者的15种运动

●快步走

热身方法：在平地上慢走5～8分钟，逐渐加快速度。

活动时间：从每天走10分钟开始，逐渐增加至40分钟左右。

适宜速度：每分钟走120～140步。

功效作用：快步走能够达到强力消脂的效果，对于糖尿病患者而言，还能够起到防止动脉硬化、预防糖尿病并发肥胖症等作用，有利于维持身体健康。

适合人群：适合除患有严重心脏病和气喘病以外的人群。

注意事项：糖尿病患者在进行快步走之前要先进行运动能力测验，观察自己的心肺功能、血糖变化与血压是否正常。

●慢跑

热身方法：先快速行走1000米左右，用时10～15分钟。

活动时间：30～60分钟。

适宜速度：最合适的速度是心率控制在120次／分钟以下。

功效作用：慢跑有助于降低血糖。

适合人群：除糖尿病并发高血压患者外的人群都适合此项运动。

注意事项：由于慢跑的运动量是比较大的，所以慢跑一开始可以采用间歇的方法，慢跑30～40秒，休息50～60秒，然后再一次慢跑30～40秒，休息50～60秒。如此循环往复。

●骑自行车

热身方法：可以在跑步机上先慢跑10分钟或者跳一小段健美操。

活动时间：30～40分钟。

适宜速度：8.5～15公里/每小时。

功效作用：骑自行车可以帮助糖尿病患者锻炼耐力和提高心肺功能，而且还能够帮助防止糖尿病患者并发足病。

适合人群：除患有心血管疾病以外的大部分糖尿病患者都适合骑自行车。

注意事项：糖尿病患者在骑自行车的时候要选择合适自己的鞋袜，并且对骑车的路面要很熟悉。

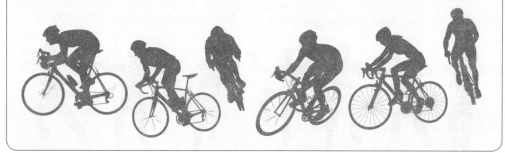

●爬楼梯

热身方法：平地上快步走10分钟。

活动时间：20～30分钟。

适宜速度：根据呼吸和心率调节节奏即可。

功效作用：爬楼梯时候抬腿和跨步等动作有利于增强肌肉和韧带的力量，而且爬楼梯时候的呼吸和脉搏次数会加快，对增强糖尿病患者的呼吸，加强心脏、血管功能有促进作用。

适合人群：适合大部分的人群，尤其适合老年糖尿病患者。

注意事项：爬楼梯是一种比较激烈的有氧运动形式，所以糖尿病患者要注意保持比较好的健康状态，不宜在血糖波动较大或低血糖时爬楼梯。

●散步

热身方法：先快速地行走5～10分钟，然后再放慢步调，行走5～10分钟。交替进行1～2次。

活动时间：每天30～50分钟。

适宜速度：每分钟100～130步。

功效作用：散步可以增强血管的弹性，减少血管壁破坏的可能，还能帮助糖尿病患者有效防治糖尿病并发高血压和肥胖症，有利于身体健康。

适合人群：任何年龄层身体状况较好和身体状况较差的糖尿病患者。

注意事项：散步的过程中注意要收腹挺胸，目视前方，跨步最好大一些，顺势摆动臂膀时让肘部保持弯曲90°。

● 打太极拳

热身方法： 在调节到自然呼吸的状态下，适度活动肩关节、腕关节和做韧带、腰部的练习。

活动时间： 30～50分钟。

适宜速度： 不同的套法会有不同的节奏和速度，糖尿病患者只要找到最适合自己的节奏就行。

功效作用： 打太极拳有利于糖尿病患者平衡阴阳，疏通经络，调节人体代谢功能，降低血糖，缓解疾病所带来的各种不良情绪。

适合人群： 除患有膝盖等关节疾病的人群一般都适合打太极拳。

注意事项： 糖尿病患者不要选择拳法过于复杂、难度系数过大的拳种，可以选择比较舒缓、起伏小的拳种。

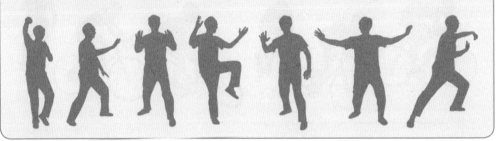

● 慢速跳绳

热身方法： 在平地上小跑10分钟左右。

活动时间： 30分钟左右。

适宜速度： 活动的幅度控制在保持呼吸均匀即可。

功效作用： 适宜的慢速跳绳可以增加糖尿病患者的身体协调性，而且在低温季节尤其有利于防止糖尿病患者并发肥胖症和心血管疾病。

适合人群： 除患有关节疾病的糖尿病患者外都适合，尤其适合女性患者。

注意事项： 由于慢速跳绳是一种耗能大的需氧运动，所以在运动过程中糖尿病患者要注意是否会引起血糖的较大波动。

● 五禽戏

热身方法： 先有意念活动的锻炼，集中精神，然后配合呼吸和肢体活动。

活动时间： 40分钟左右。

适宜速度： 每次锻炼4～5次，每次10～15分钟。

功效作用： 促使糖尿病患者气血通畅，同时锻炼关节，改善脏腑功能，对于维持血糖的平稳也有一定作用。

适合人群： 除有急性并发症和严重慢性并发症的糖尿病患者以外都适合五禽戏这项运动。

注意事项： 病情控制不佳、血糖波动较大的糖尿病患者在练五禽戏时要密切注意自己是否出现不适症状。

● 降糖运动操

热身方法：做降糖运动操之前要适度进行头部活动、手腕活动、踝关节活动以及膝关节活动和扩胸。

活动时间：30～45分钟。

适宜速度：每做一个动作停留5～10秒，再恢复原位，重复6～8次。

功效作用：降糖运动操能够帮助糖尿病患者改善心肺功能，提高耗氧量，增强体质，降低血糖。

适合人群：Ⅱ型糖尿病患者、肥胖症患者。

注意事项：糖尿病患者选择降糖运动操的话，一定要掌控好自我适应度，运动后的有效心率达到最大心率的60%左右是适宜的运动强度，有效运动心率（次/分）=170-年龄。

● 打羽毛球

热身方法：慢跑和肢体关节的活动都适合打羽毛球之前进行的热身活动。

活动时间：30～50分钟。

适宜速度：最好能够在15～20分钟休息一次，调节呼吸然后再继续。

功效作用：打羽毛球能促进全身血液循环，增强心血管系统和呼吸系统的功能，同时提高神经系统的灵敏性和协调性。

适合人群：除患有心脏疾病和手腕关节受伤的人群都适合打羽毛球。

注意事项：打羽毛球时一般都需要在场上不停地进行脚步移动、跳跃、转体和挥拍，在这种情况下消耗能量比较大，所以糖尿病患者要注意避免出现低血糖。

● 打乒乓球

热身方法：打乒乓球之前要进行头部、上肢和肩部、腰部、腿部和膝部以及脚腕全面的热身活动。

活动时间：40～60分钟。

适宜速度：根据打球过程中的反应速度、动作速度、移动速度不一致而不同。

功效作用：打乒乓球能使得眼球内部持续运动，血液循环会增强，眼神经机能提高。

适合人群：除未成年人和受伤以外的人群均适合此项运动。

注意事项：打乒乓球通常是双方进行的一种带有竞技性的运动，常常会引起精神亢奋、情绪反复，导致神经机能失调，血糖水平失衡等，所以糖尿病患者要格外注意调整好心态。

● 游泳

热身方法：慢跑至身体微微出汗或是做徒手操、拉长肌肉和韧带的练习。

活动时间：30～40分钟。

适宜速度：短距离游泳控制在50米/50秒以上。

功效作用：糖尿病患者在游泳的时候可以利用水对皮肤的刺激使得皮肤血管收缩和舒张，促进血管功能的改善，长期坚持游泳还能够防治糖尿病并发高血压，而且对有肥胖症的患者还可以起到减肥瘦身的效果。

适合人群：尤其适合有肥胖症的糖尿病患者。

注意事项：糖尿病患者切忌进行长距离以及长时间的游泳，包括参加比赛等都是不允许的。游泳的姿态以舒适为宜。

●跳交谊舞

　　热身方法：跳交谊舞之前要适度进行头部活动、手腕活动、踝关节活动以及膝关节活动和扩胸活动。

　　活动时间：30～40分钟。

　　适宜速度：根据舞蹈节奏的要求，但是糖尿病患者还要注意观察自己身体可以接受的运动幅度。

　　功效作用：此运动可以帮助糖尿病患者恢复和增强身体功能，还能够缓解急躁、焦虑等负面情绪。患者大可以把舞蹈当成一种发泄或是娱乐的渠道，从中释放自己。

　　适合人群：尤其适合有肥胖症的糖尿病患者。

　　注意事项：舞蹈是一种全身性、有节奏性的运动，糖尿病患者在进行此项运动的时候一定要考虑到自己的身体状况是否可以承受这种运动量。

●爬山

　　热身方法：先在平地上快步走或者慢跑10分钟。

　　活动时间：30～60分钟。

　　适宜速度：每走30分钟休息10分钟。

　　功效作用：糖尿病患者由于长期接受胰岛素治疗，所以体内细胞可能存在分泌紊乱等问题，适当的爬山锻炼，可以增强人体免疫力，达到辅助治病和强身的效果。

　　适合人群：除血糖波动较大的人群以外都适合这项运动。

　　注意事项：因为有时候山路崎岖，所以在爬山时要注意防止腰腿的扭伤，停下来休息的时候可以多按摩一下腿部肌肉，放松四肢。

●打网球

　　热身方法：徒手挥拍热身以及慢跑。

　　活动时间：40～50分钟。

　　适宜速度：根据打网球的正常节奏和步伐即可。

　　功效作用：网球是一项有氧与无氧交替的运动，它能够锻炼肢体的协调，消耗身上多余的脂肪，预防肥胖症。

　　适合人群：除老年人和腰肌患者以外的人群都适合打网球。

　　注意事项：忌在强光下进行网球运动。